看護学生のための
自己学習ガイドブック

［改訂2版］

髙谷 修 著

金芳堂

本書の目的——改訂2版にあたって

　今回の改訂では、読者が本書の意図を理解しやすいように、題名を「自画学習」から「自己学習」に変更した。

　看護師を目指して入学したけれど、学習に追いついていけないと感じている学生は意外と多い。その原因は、高校までの「させられ勉強」にある。ところで、これを改善する「自己学習」という学習方法がある。これは自分で計画して学習する方法である。「事前に予習する」と「事後に復習する」という方法を取り入れる。そして、実行すると授業に追いつけるようになるに違いない。

　筆者は、看護専門学校の「基礎科目」である「論理学（レポート・論文の書き方）」「論理的思考の基礎」「教育学」「看護と倫理」の講師をしている。第1回目の講義の開始時に学生に尋ねてみると、事前にテキストの予習をした学生は1クラス40人のうち数人程度である。これでは授業について行けなくなるだろう。筆者は毎回50分の講義後に、40分で400字のレポートを求めるのだが、書き上げられない場合は宿題にする。また、提出できても不合格で再提出となる場合がある。だから、筆者は、予習してレポートの下書きをすることを勧めている。

　筆者が1998年に講義を始めた時に、学生の自主性と自己管理を尊重してレポート提出は義務にしなかった。ところが、提出状況を記録して調べた結果、提出した学生は全体の3分の1程度だった。学習の自己管理を学生に委ねると、「全学生のレポートを書く能力が向上する」という授業目標が達成できない。翌年から筆者は、レポート提出を義務にして提出状況を講師が管理した。未提出レポートのままになっている場合は、添削したレポートに「○回目が未提出です」と書き込んで提出を促した。

　さて、このようにした講義の回数が進むと、学生が事前にレポートの下書きをして授業に出席するようになった。辞典を使って誤字を減らし、1回で合格するレポートが書けるようになった。すると、書くことが面白く

なった。やがて、学生の意識が「する学習」に変化してきて、学習の自己管理ができるようになった。

　本書にある自己学習は「自分で計画を立てて学習する」という意味である。1章は目標、2章は計画、3章は予習と復習、4章は漢字の習得について述べてある。目標は、高い理想の大きい目標と現実の地に足の着いた小さい目標を作る。二つの目標は互いに他を補完するので、挫折した時にこの目標が励ましてくれる。

　スケジュール表を用意して週間計画を作る。この計画には看護師としての適性を育てることも含める。看護学の勉強が始まると、自分は看護師に向いていないのではないかと不安になる学生がいる。しかし、看護師としての適性は天性ではなく教育して育てるものである。看護師の適性として、患者さんの話を**聞く**・看護の内容を**話す**・看護記録を**読む**・看護記録を**書く**という4つの能力がある。これらを伸ばすような目標を作って学びを深めて看護師としての適性を育てる。

　また、罨法、坐薬、臀部を初めとして、医学・看護学で使用される専門漢字が520字ほどある。この漢字の中の240字ほどは「自己学習」で読みと意味を調べて正確に習得する必要がある。学生の間に習得するという目標をもって計画を立てて実行して学びに励む。

　させられ学習では真の学力にはならない。する学習にこそ学力向上の秘訣がある。授業の前にあらかじめテキストを読み、概略を理解する。授業に参加して「どうして」と問いをして理解を深める。さらに復習して理解と記憶を強化する。学問に近道はない。遠回りこそ最も確実な道である。本書は努力を惜しまない学生のための自己学習ガイドブックである。

　各章の末尾に「実践課題」がある。学生にレポートを求める「課題図書」として本書を活用していただければ幸いである。

2014年2月

髙谷　修

目　　次

1章　学習目標の設定 ——————————————— 1
　1．目標設定の意義　2
　2．目標設定の仕方（大きい目標と小さい目標）　3
　3．人格の陶冶　7

2章　計画を立てる（自己学習の時間設定）——————— 9
　1．環境を整える　9
　2．「年間自己学習スケジュール表」を作る　11
　3．「週間自己学習スケジュール表」を作る（何を、いつまでに）　12
　4．「漢字学習進度表」と「漢字ノート」を作る　13
　5．予習と復習は再学習（記憶の強化）　14
　6．忘却は幸せ。うまく付き合う　17
　7．楽しい思い出を残す　18

3章　予習・本習・復習（ノート作り）——————————— 20
　1．予習（事前学習）　20
　2．本習（授業）　22
　3．復習（再学習）　24
　4．理想的な試験勉強　24
　5．イメージトレーニング　26

4章　漢字の習得（辞典を使う）——————————————— 28
　1．看護学生に必須の辞書　28
　2．漢字を習得する　29
　3．国語辞典は語彙の宝庫　38
　4．国語辞典と仲良くなる　39

5章 調和的学習態度（自律と他律） ── 41
1. 他律型学習態度（させられ学習）　42
2. 自律型学習態度（する学習）　43
3. 他律型と自律型の調和的学習態度　45

6章 分析力を伸ばす ── 49
1. 知性の分析　49
2. 考え方の分析　51

7章 「どうして？」の疑問力を伸ばす ── 57
1. 「どうして？」の3段階　57
2. 「どうして？」の練習　59
3. 疑問思考（疑って問う考え）　61
4. 問題意識と課題意識を働かせる　63

8章 全人的学習法（書く・読む・話す・聞く） ── 65
1. 心で考える全人的学習法　65
2. 書く・読む・話す・聞く　66
3. 学生は間違った教育を受けている　68
4. 心でする学習　70

9章 「三分節法」で人生を変える ── 72
1. 三分節法は画期的　72
2. 文章の基本「三分節法」を習得する　73
3. 型に入り・型を破り・型を出る　76
4. 原稿用紙、使い方の邪道「あれこれ」　77
5. 原稿用紙を正しく使う　80

10章 自己管理（stewardship） ── 82
1. 知（知識・知恵・知能・知性）の管理　82
2. 情（情緒・感情・心情・情操）の管理　83
3. 意（意志・倫理・道徳）の管理　84
4. 健（健康）の管理　85
5. 経（家計）の管理　86
6. 社（社会交際）の管理　87
7. その他の管理　88

11章 心の癒し（バランス感覚） ── 93
1. 劣等感 complex の克服（優劣のバランス）　93
2. だめな人間 useless の克服（だめと優秀とのバランス）　94
3. 諦め resignation, give up の克服（諦めと拘りのバランス）　95
4. 冷笑 cynicism の克服（冷笑と知を愛するのバランス）　95
5. 虚無 nihilism の克服（虚無と現実のバランス）　95
6. 懐疑論 skepticism の克服（懐疑と信のバランス）　95
7. 苦難の意味を見つける　96
8. 燃え尽き症候群の克服　96

12章 適性を身に付ける ── 99
1. 不安の克服・孤立や逃避の克服　99
2. 反抗期の卒業・抑圧からの解放　100
3. 文章苦手意識の克服　101
4. コミュニケーションの苦手を克服　101
5. 「借りパク」の克服・知ったか振りの克服　102
6. 看護観を見つける　103
7. 再チャレンジの道　105

13章 共に学ぶ ──────────────── 109
　1．共に学ぶ　　109
　2．感化し感化される　　111
　3．学び合い　　112
　4．自己学習評価　　113

付録：常用漢字以外の医学・看護学523漢字（筆者調査による）　　115
引用・参考文献一覧　　136
あとがき　　137
索　引　　139

```
        HANG AROUND ON THE WAY 掲載ページ

   p.5     標高848mの比叡山も一歩から
   p.19    楽しみがあって実現できる計画を立てる
   p.25    地図を持って出かける
   p.40    「漢字」を頂上から見渡す
   p.47    リーダーとメンバーは共にサポーター
   p.52    高い山からの分析
   p.61    どうして花にはいろんな色があるの？
   p.71    頂上への道は何本もある
   p.79    世捨て？・山登り？
   p.91    登山とストレス解消
   p.98    おほけなく
   p.104   温暖化は比叡山にも
   p.108   健康一口メモ
   p.110   エイザンスミレ
   p.135   安全に下山
```

＜挿絵　髙谷掌子＞

1章 学習目標の設定

　本章では、まず「目標設定の意味」と「目標設定の仕方」について考察する。目標設定には重要な意味がある。学習方法に先立つ前に、目標設定の意味を理解する必要がある。そうでなければ、よい目標は作れない。また、立てた目標実現のための努力が長続きしない。目標設定を練習して、よい目標を作る。そして、実践する。すると、学力が向上する。

　患者に良い看護を提供し、良い人生を送る。そのためには人格が陶冶される必要がある。学習だけでなく、学校での生活、家庭での生活、社会での生活の多方面において、人格が陶冶される目標を設定する。

　目標は、大きい目標と小さい目標の2種類作る。目標設定は、学級活動、自治会活動、看護計画、レポートなどでも役立つ考え方である。

大きい目標	人格の陶冶に励む　患者に良い看護を提供する
小さい目標	挨拶をする　時間を守る　役割を引き受ける　責任を果たす

　本書では、目標と目的は同じ意味で、的や終着点、到達点などとして使う。ただし、目的活動や目的意識などでは「目的」と、使い分ける。この場合は目標達成のための決心や決意が強く、努力を傾ける意味で使用する。

　英語では、目的と目標は次の6つの語で表される。purpose（一般的な目標―人生の目標）、goal（最終の目標―決勝点、旅行の目的地）、aim（特定の目標―決意・決心があって努力を傾ける目標）、object（努力目標―行為の目標）、objectives（達成可能な目標―目の前にあって具体的ですぐできる目標）、end（究極目標―明確な計画を立てて到達するもの）。

1. 目標設定の意義

(1) 目標は達成度を評価するために設定する

　我々は目標に向かって努力する。目標は的のようなものである。目標のない学習は闇夜に向かって弓矢を放つようなものである。これでは的には当たらない。また、達成度を測定することもできない。達成度は目標があって測定できるものである。目標は達成度を測定するために設定する。達成度が高く測定ができたら、それは学力の向上である。目標は学習努力の動機付けとなる。目標は物差し（スケール）のようなものである。

目　標　設　定　の　意　義			
実践する	達成度を評価する	学力の向上を確認する	修正して次の目標へ進む

(2) 目標は学力向上のために設定する

　自分で目標を立て、計画し、実践し、達成度を測定する。その結果、達成度がプラスの場合は学力の向上を意味する。目標は学力の向上のために設定する。良い評価は達成感の充実となる。マイナスの場合は、目標と計画、実践に修正を加えて、新たな挑戦へと向かう。これが自己学習である。

(3) 低すぎる目標と高すぎる目標は良くない

　低すぎる目標は、努力しないことを意味する。これでは成長がない。「なんとかなるだろう。国家試験に関係ない科目だから」と目標を低くしていると、ほとんど得るものがない結果になる。授業中に寝てしまう。いい加減な態度で、授業に参加しても、学力は向上しない。

　高すぎる目標も良くない。テレビドラマを見て、活躍しているスーパーナースに憧れて看護師を目指した学生もいる。ところが、看護の基本は、食事・排泄・清潔の援助である。患者の中には、便をもてあそぶ認知症患者もいる。現実の看護は３Ｋ（汚い・危険・きつい）である。理想と現実のギャップを埋めることができなければ、このような学生

は、実習に出て挫折することになる。あるいは就職できても、3ヵ月すると辞めてしまうことになる。土台が貧弱な建物はすぐに倒れるのと同じである。高い建物ほどしっかりした土台が築かれる。

　現実主義者は目標が低すぎ、理想主義者は目標が高すぎる。本書の考え方は、現実と理想の緊張関係を保ったものである。現実の地にしっかり足を着けつつ、なおかつ理想を高く持つという考え方である。二つの目標は他を補完する。

2. 目標設定の仕方（大きい目標と小さい目標）

　「何を」「いつまでに」「どれだけ」達成するか、大きい目標と小さい目標を作る。まず、大きい目標を設定する。次にこれを実現するための小さい目標を設定する。これらは、遠未来目標、近未来目標ともいう。長期目標、中期目標、短期目標という分類もある。

(1) 大きい目標

　高校生の時には「看護師になりたい」という目標だったものが、看護学校へ入学できたら、目標へ一歩近づいたので、目標をステップアップする。大きい目標を「看護師国家試験に合格する」のようにする。さらにその先の看護業務目標も「患者に良い看護を提供する」などとする。

高校生	看護学生	看護師
看護師になる	国家試験合格	患者に良い看護を提供する

　患者に良い看護を提供するためには、頭に象徴される知性、胸に象徴される温かい思いやり、手に象徴される優れた技術の三つが調和した人間が求められる。看護の知識や知性だけを伸ばすのでは不充分である。思いやりは、悲しみや苦しみに共感する心である。技術は、寝衣交換や注射などの手技のほかに良好な対人関係を築いたり、記録を書いたりすることも含まれる。患者に良い看護を提供するためには、このように優れた人間性が必要である。

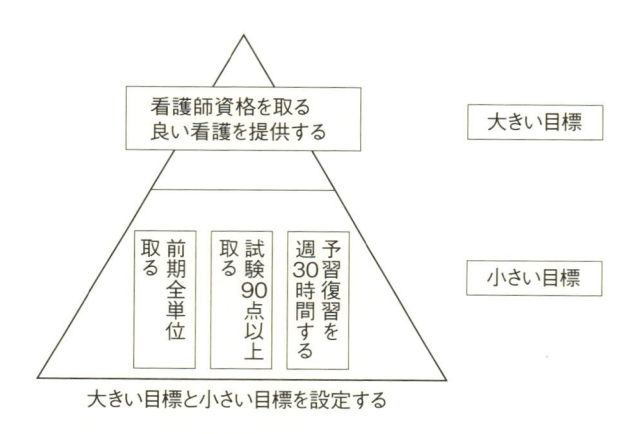

```
        ┌─────────────┐
        │看護師資格を取る│
        │良い看護を提供する│    大きい目標
        └─────────────┘
       ╱ ┌──┬──┬──┐ ╲
      ╱  │前│試│予│  ╲
     ╱   │期│験│習│   ╲   小さい目標
    ╱    │全│90│復│    ╲
   ╱     │単│点│習│     ╲
  ╱      │位│以│を│      ╲
 ╱       │取│上│週│       ╲
╱        │る│取│30│        ╲
         │  │る│時│
         │  │  │間│
         │  │  │す│
         │  │  │る│
```

大きい目標と小さい目標を設定する

　　准看護科2年間で1,650時間休まず修得する。
　　看護科3年間で、93単位2,900時間休まず修得する。

(2) 中間目標
　　第1学年の目標：1,000時間
　　第2学年の目標：1,000時間
　　第3学年の目標：1,000時間

(3) 小さい目標
　　前期の目標：テキストの予習・復習。実習の体験と記録を書く。
　　後期の目標：リーダーを体験する。実習の体験発表。
　　4月に何をする；学習の概略を把握する。授業に慣れる。
　　今週何をする；1週間の生活時間割を計画する。

(4) 大きい目標だけでは学力は向上しない
　　高校生や社会人は「看護師になる。看護師の資格を取る」という大きい目標を持って看護学校に入学する。人は一般的に大きい目標の実現に向かって行動する。しかし、これだけでは不充分である。これでは、学習がわからなくなって行き詰った時に、「明日でいい」や「そのうちに」

で先延ばしになりがちである。そうすると、できないうちに時間だけが過ぎてしまう。

　試験が近づき、一夜漬けで暗記した記憶は、試験が終われば忘れてしまう。これでは真の学力とはならない。漠然とした目標では学力は向上しない。これでは達成度が測定できない。大きい目標では小さな達成度が評価できない。学力が向上したのかがわからない。「良い点を取る」では漠然としていて、目標にはならない。そこで小さい目標を作る。

(5) 小さい目標では学力が向上する

　目標は、具体的に設定する。
　目標１：１学年の必修全科目○○単位取得する。
　　　２：試験は80点以上取る。
　　　３：予習復習を１日４時間、週28時間する。

　このように小さい目標を設定する。近い目標は、具体的な事項ですぐに実現するものを決める。そうすれば、今週、今日、今、何をするべきかが明らかになる。これを実現するために、さらに細かく、ある１日（○

HANG AROUND ON THE WAY

標高848mの比叡山も一歩から

　筆者は京都市街の北の外れに住んでいる。年に４、５回、東のかなたに見える比叡山に、住んでいる所からいつも歩いて登る。眺めると「ほんとに遠いな」と感じる。しかし、一歩いっぽ目標に向かって進みだせば、３時間後には頂上に着く。登り道はきついが、頂から下界を見下ろすと、達成感と満足感が味わえる。

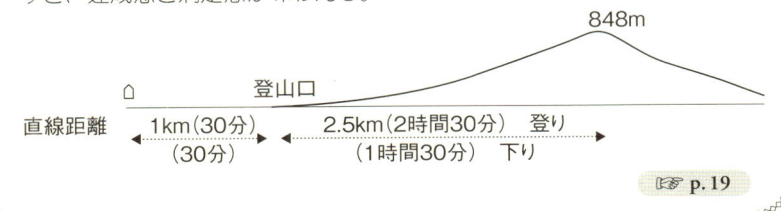

```
                                    848m
直線距離   登山口
         ←1km(30分)→←2.5km(2時間30分) 登り→
           (30分)      (1時間30分) 下り
```

☞ p.19

月×日）の目標（学習時間）を設定する。これを実践すれば、学力は向上する。

「看護学概論の試験は80点以上取る」という目標では、試験結果によって達成度を測定できる。目標に達しなかったら原因を明らかにする。すると、修正・改善すべきことが明らかになる。次回には努力して学力が向上する。

(6) 大きい目標と小さい目標を調和させる

具体的現実的目標だけでは、テストに目を奪われてしまう。何のための学習なのか、目的を見失ってしまうこともある。疲労と睡眠不足のために、意欲が失せてしまう。そこで、つい、楽な方に流されてしまう。小さい目標だけでも学力は向上しない。だから、大きい目標と小さい目標を調和させる。

相反する二つの概念を乗り越え、より高い次元へと発展する考え方がある。反対の合一には、労働の汗と学問の知識、富と貧、お金と心など多くある。労働者も文学が話せて、教師も労働ができなくてはならない。貧しい者と富める者も自己の存在価値を持てなければならない。

止揚は、ドイツ語のアウフヘーベンの訳である。アウフは〜の上に、ヘーベンは天という意味である。福井達雨は滋賀県に「止揚学園」を創設した。彼の若い時代では、健常者と知的障害者は相反する存在だった。知的障害者は邪魔者で隔離される時代だった。彼は、心の豊かな存在である知的障害者と健常者が共に生きられる社会を目指している。これが止揚の意味である。

現在、辛い学習に堪える意味は、将来、患者に良い看護を提供するためである。それは、また自分自身が良い人生を送ることでもある。このように、大きい目標と小さい目標を調和させ、より高い次元へと考え方を発展させる。

3. 人格の陶冶

　教育学では、労作は苦労の労、創作の作、つまり、苦労して創作するという意味で使われる。労作は労働作業ではない。労働には賃金（報酬）が支払われる。しかし労働は苦役である。賃金の代償として労働を提供するのだから、苦しい役割も果たさなければならない。

　一方、教育の場面で行なわれる労作では賃金は支払われない。教育における労作は目的達成活動である。その目的は奉仕による人格の陶冶（とうや）である。陶冶は人格が磨かれるという意味である。労作教育の報酬は優れた人格を形成するにある。

　学校には、科目学習のほかに自治会活動、環境整備（室内掃除や庭の草取りなど）、宿泊学習会のリーダー、実習のリーダー、週番、日直など様々な活動がある。高い授業料を払っているにもかかわらず、無料奉仕の役割を求められる。ところが、家では掃除はしない、洗濯も親に任せきり、弁当も作ってもらう生活をしている学生は、学校で求めている様々な活動の意味が理解できない。庭の草取りをしながらブツブツと不平をもらす。いやいやながら掃除をするのではなんの益もない。むしろ害がある。そんな姿を見たほかの学生が、「そうだ。学校には授業料を払っているのに、その対価を与えてくれるどころか、無料の労働を強制している」と悪い感化を受ける。これでは、苦役である。人格の陶冶という効果は全くない。

　環境整備はF・ナイチンゲールの「環境を整える看護」と密接な関係がある。日光や空気、寝具や衣服、部屋など環境を整えると患者の自然治癒力が働く。環境整備には、部屋の掃除、庭の草木や芝生の手入れも含まれる。環境は物理的環境と人的環境が考えられる。教師は学生にとって指導する人的環境であると同時に、学生は他の学生に対して感化する人的環境である。

　学習を労作的にするには、目的を明らかにする必要がある。何のために、なぜするのかを考える。きれいな庭を作り、みんなに喜んでもらうためにするのだ。部屋がきれいになるごとくに、自分の品性も磨かれるのだとい

う目的があれば、苦役ではなくなる。この活動に人格の陶冶がある。これが労作教育と言われる。環境整備にはこのような深い意味がある。

労作教育における「目的活動」が、ケルシェンシュタイナーの『労作学校の概念』に述べられている。労作には「目的を持ってなされる活動。他者へ奉仕する。人格が陶冶される」という特徴がある。目的を持って労作的に学ぶところに学力向上の秘訣がある。

> **実践課題**
> **あなたの大きい目標と小さい目標を作って書きなさい。**

1. 大きい目標（患者にどんな看護を提供するか）

2. 大きい目標（3年卒業後の目標）

3. 大きい目標（今年の目標）

4. 小さい目標（今月の目標）

5. 小さい目標（今日の目標）

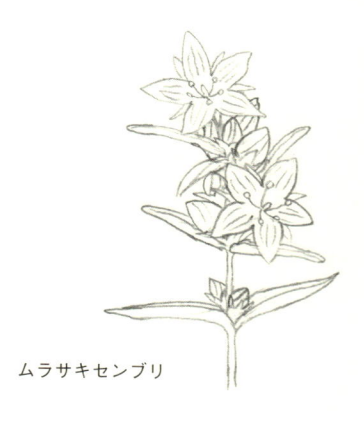

ムラサキセンブリ

2章 計画を立てる

（自己学習の時間設定）

　学校以外の時間をどう使うかによって、学力に差ができる。「テレビを見て過ごす」のでは、置いていかれることになってしまう。まず、自分の生活時間をどう過ごすのか、計画を立てて実践する。

1. 環境を整える

　まず、集中して学習ができる自分の部屋を確保して環境を整える。

(1) テレビは学習の敵。押し入れに片付ける

　テレビは学習の敵である。2007年12月16日、内閣府は「情報化社会と青少年に関する意識調査」の結果を発表した。これによると、高校生は1日平均、3時間テレビを見ている。これでは「テレビ依存症」である。予習・復習の時間がなくなる。しかし、視覚刺激なので目が惹き付けられ思考を停止する。そして時間を浪費する。そこで、「テレビは見ないことにしよう」と自分に教える。勉強部屋にはテレビを置かない。押入れに片付ける。勉強を優先するには、自分との計り知れない戦いが必要だ。

　インターネットも学習の敵である。2009年にBenesseは「日本の高校2年生はヴィジュアルメディアで1日平均5時間24分費やしている」と発表した。2013年8月1日に厚生労働省は「中高生9万8千人のネット使用状況調査」を発表した。休日には、高校生の21.2％が5時間以上使用していた。やめられない、人間関係が悪くなったなど病的（依存症）と判定された学生は7,952人（8.1％）いた。この学生は、眠りに就きにくい、夜中に目が覚める、午前中は調子が悪い、気分が落ち込むと回答

していた。
　ニュース源は新聞とラジオがいい。新聞は速読の練習になる。興味のある分野の記事は切り取ってスクラップすると、研究の資料になる。ラジオは食事をしながらニュースが聞ける。

(2) 机の周囲の整理
　辞典類を備えて、机の周囲の環境を整える。計画表を掲示しておく。提出期限の前日になって、「原稿用紙が足りない！」ということのないように、充分に用意しておく。ノート・レポート用紙・シャープペンシルの芯・消しゴムなどを備えておく。
　このようにして、学びの環境とペースを作る。学習に行き詰ったら、机周りの整理をする。すると、気持ちがリフレッシュする。勉強に疲れたら散歩に出る。夕食の買い物に出るのもいい。人の体の中には「体内時計」がある。リセットするまでは辛いが、ペースができると、快調にこなせるようになる。
　ここまでは、独身者を想定して書いてきた。次に、子育てしながら学んでいる学生の勉強について述べる。

(3) 勉強部屋でなくても
　幼い子どもには、母親も父親も必要である。子育て中の学生はテーブルやこたつを使って勉強する。すると子どもは親のまねをする。筆者の子どもは3歳を過ぎると、鉛筆を持ち始めた。筆者が手帳に予定を書いていると「書いてあげる」と言って、文字にならない字をたくさん書いた。そこで筆者は、その文字を「〇月▽日は□学校の講義〜」と読んで遊んだ。親は子どもとも遊びながら勉強できる。
　「親の姿を見て、子どもが進んで宿題をやるようになり、弁当箱を洗ったり、洗濯もするようになった」とレポートしていた学生がいた。家は生活の場であり、学びの場である。個室がなくても勉強はできる。みんなで協力すれば個室がなくても勉強は可能である。

2. 「年間自己学習スケジュール表」を作る

　まず、大きな目標である年間の目標を作る。「何を、いつまでに」を明らかにする。下のように、科目名（何を）を書き込み、授業の期間（いつまでに）を矢印で示す。こうして、1年間の学習の目当てを明らかにする。こうすると、いつ頃に何の「科目試験」があるかや、「レポートの提出期限」が明らかになる。まず、どんな科目を履修するのか、概略を把握する。こうして、視覚的にわかるようにする。

年度「年間自己学習スケジュール表」

科目名　　　　月	4	5	6	7	8	9	10	11	12	1	2	3
看 護 学 概 論	→	→	→	→								

3. 「週間自己学習スケジュール表」を作る（何を、いつまでに）

　毎週、「週間自己学習スケジュール表」に予定を書き込む。そして実行する。無理のないように休みの日も作る。週間スケジュールでは、1年間の履修科目を、何のために、いつまでに、どれだけ達成するかを明らかにする。これは、限られた時間を有効に活用するためのものである。こうして、学校以外の学習時間を確保する。下のように自己学習時間をとると、週に32時間を確保できる。筆者は、1ヵ月に2単位（4冊）のレポートを書き、1年間に24単位、6年間で144単位修得して大学を卒業した。

年度（　）月　　日〜　　日　週間自己学習予定表

	日 ( )日	月 ( )日	火 ( )日	水 ( )日	木 ( )日	金 ( )日	土 ( )日
6：00 起床							フ リ ー （ 休 息 ）
7：30 登校							
9：00 学校							
16：00 下校							
17：00							
20：00							
21：00							
24：00 就寝							

4. 「漢字学習進度表」と「漢字ノート」を作る

　習得目標の医学・看護学用漢字は「4章」と「付録」にあるように523字である。まず、目標を明らかにする。そして、これを達成できるように実践計画を立てる。そして実践する。

1．到達までの期間はおおよそ1年間とする

　1ヵ月に42字、1週間に11字、2日に3字の割合で習得する。523字と聞くと「多いな」という印象を受けるが、1日に分けると多くない事実が明らかになる。あとは実践あるのみである。下のような表を作成して達成したら表に書き込んでいく。

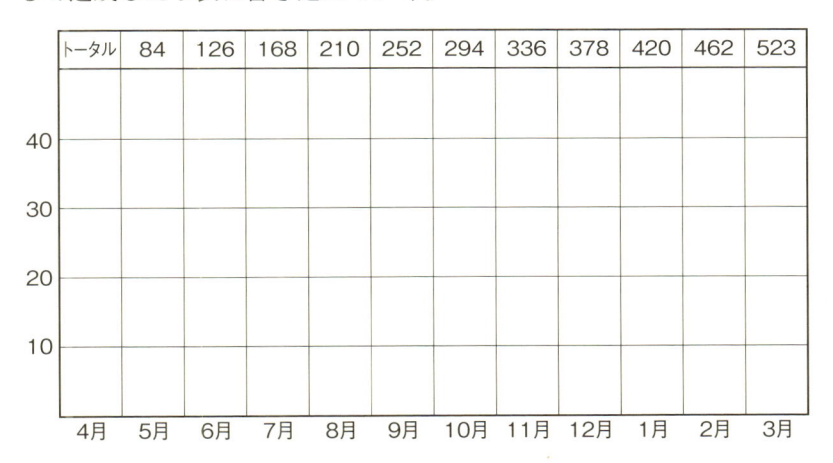

トータル	84	126	168	210	252	294	336	378	420	462	523
40											
30											
20											
10											
	4月	5月	6月	7月	8月	9月	10月	11月	12月	1月	2月	3月

2．漢字ノートを作る

　教科書を予習しながら、新出漢字を漢和辞典で調べて、ノートに読みと意味を書き込んでいく。漢字には、番号を付け、読みと意味を書き込む。
　例）1．罨法（あんぽう）。身体の一部を布などで覆って冷あるいは温熱刺激を与える治療法。罨は包むという意味。
　　　2．・・・・

5. 予習と復習は再学習（記憶の強化）

予習と復習には再学習（強化）の価値がある。ヘルマン・エビングハウスの『記憶について』―実験心理学への貢献―によれば、人間の記憶は、学習してから平均で19分後に41.8％、1時間3分後に55.8％、8時間45分後に64.2％、1日後に66.3％、2日後に72.2％、6日後に74.6％、1ヵ月後には78.9％忘れる。一般的に、人間の記憶は忘れやすいものである。

◎ 本習のみの場合

例えば、講義形式の科目で、予習も復習もしないまま10回の授業を受けていたとする。試験が近づいたので、前の晩に一夜漬けの学習をして、9時間後に試験に臨んだとする。この場合、64％は忘れており、記憶に残っているのは36％である。

エビングハウスの忘却曲線

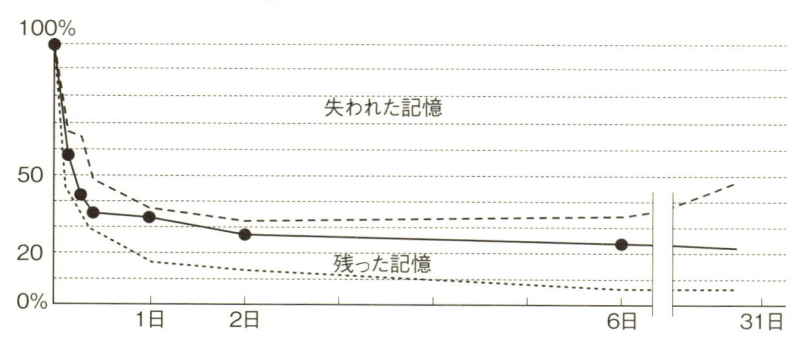

ヘルマン・エビングハウス（1850～1909）は、心理学が哲学から独立して科学となるための土台を築いた実験心理学者の一人である。彼は自分が被験者となって、記憶を実験によって研究した。ある事柄を記憶し、一定の期間が過ぎたあとで再学習すると、再学習の時間は最初の記憶にかかった時間よりも節約される。これを節約率という。これは忘却をも表すことができる。それぞれ12回実験した。真中が平均、上は最大、下は最小値である。　註：上の図は、彼の著書の数値から筆者が作成した。

◎ 予習と本習の場合

　講義がある毎に予習した人の場合は、次のように記憶の量が多くなる。例えば9時間前に予習して残った36％の記憶に、講義（本習）を受けた再学習により記憶が追加される。この結果、翌日に残っている記憶の量は、増える。授業においては、自分の考えを述べたり、質問をしたりする積極的な学習となる。

　　註：「本習」とは、予習・復習に対応した概念で、授業や講義そのものの意味で用いている。

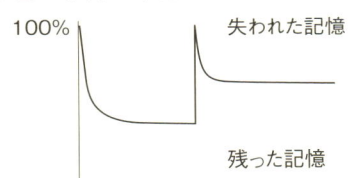

予習と本習の場合の記憶量

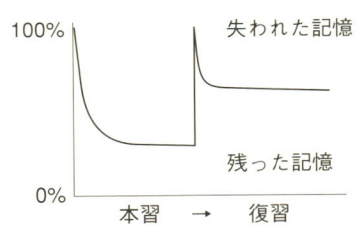

◎ 本習と復習の場合

　本習と復習をした人は、予習と本習の例と同様に記憶が強化される。ただし、予習していないのだから、思考が浅くて授業での発言は少なくなる。消極的学習となる。

本習と復習の場合の記憶量

◎ 予習と本習と復習の場合

　理想的な学習は、予習と復習によって記憶を強化する学習である。予習・本習・復習の後に残る記憶は100％近くになる。予習によって、授業に積極的に参加できる。復習によって記憶を強化（再学習）する。疲れて眠く、嫌気がさす状態での長時間の学習では効率が悪い。復習は短時間で、複数回すると効果が大きくなる。これが理想的な学習である。計画的に自己学習の時間を確保することによって、良い結果が得られる。

本習と復習の場合の記憶量

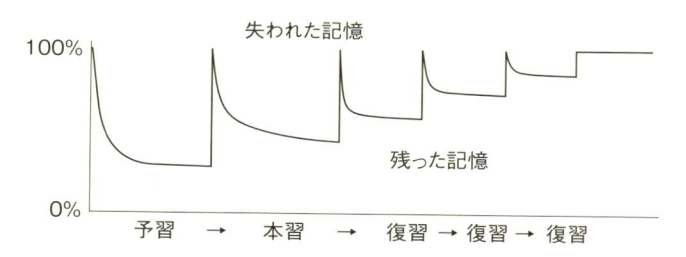

失われた記憶
残った記憶

予習 → 本習 → 復習 → 復習 → 復習

　エビングハウスは、「有意味材料の場合には学習の速度が速い」と書いている。「意味やリズムや音韻や見慣れた言葉などの結びつきによって、客観的にも主観的にもまとめられた場合には、私の例では所要時間が約10分の1くらいに低下したわけである」（『記憶について』p.52）。

　無意味な丸暗記の学習では、効率が悪いことは昔から人々に知られてきている。漢字を覚える際にはその成り立ちや意味を理解すると記憶に残りやすくなる。専門家には点も口も出すな。火の出る思いで拳を挙げる。車に巻いた糸で繋ぐ。正しいことを講義する。疾病はしっぺいと読み失敗を防ぐ。救うを急ぐのが救急。女が台所で料理を始める。数量の範囲は台に並べる（血圧、脈拍、呼吸数、血糖値、時間、人数、番号、他）。未だには未来が来てもの意。心を清く聴いていただいた敬意が清聴。

6. 忘却は幸せ。うまく付き合う

　人間の脳が忘れやすいことは、造物主の特別な計らいである。忘れやすい性質は人間にとって必要なことである。嫌なことや辛いことは早く忘れた方が幸せである。忘れるのは、いいことである。そして、いいことを記憶に残す。

　忘れる forget は許す forgive と同じだと言われる。筆者は、毎週水曜日に自称「まちの縁側」と言っているハルハウスのボランティア当番をして、訪れる人の話を聞いていたことがある。ここには、お年寄り、不登校の子どもなど様々な人々が訪れていた。

　統合失調症を治療しながら生活しているＹさんは、たまに怒りを爆発させて失敗してしまう。主治医には薬では治らないとも言われている。「どうしたらいいのですかね」と相談に来た。話を聞いてみると、Ｙさんは、相手の人を許さないのだという。

　例えば、電車が揺れて、そのはずみで幼い子どもに足を踏まれたことがあった。子どもは幼くて謝れなかったが、親が「すみません」と謝った。Ｙさんは、それでも親子を許さない。その理由は、Ｙさんが小さい時に母親から「電車の中では静かにするものだ」と厳しく言われたからだ。「マナーが悪い」と交通局まで抗議に行った。その後、バスに乗った時にお年寄りが引いていたキャリアバックがＹさんの足にぶつかった。Ｙさんは大声を出して怒った。こんなことが続いていた。

　そこで筆者はＹさんに『聖書』の譬え話をした。ある王が財産の管理を何人かの家来に任せて、毎年決算報告を求めていた。王に100万円の借金をしていた家来が呼び出された。王は家来に持ち物を売り払って借金を返すように命じた。家来は、「どうぞ待ってください」と懇願した。哀れに思った王はその家来に「借金を返さなくてもいい」と許してやった。ところが、この家来は出て行った後、1万円を貸している男の首を絞めて返せと言った。男は、「貧しくて困っていますが、返しますから待ってください」と頼んだ。しかし、家来は男を許さないで、牢屋に入れた。心を痛めた男の

仲間たちがこの話を王に伝えた。すると、王は家来を呼んで言った。「悪い家来よ。私が許したように、あの男を許してやるべきではなかったか。おまえがあの男を許さなかったから、わたしもお前を許さない」。こうして、王は家来を牢に入れた。
　Yさんはこの話の途中で表情が変わった。自分が、この家来のようだと気が付いたのだ。Yさんはこの日から、人を許すことができるようになった。街はちょうどクリスマスキャロルが聞こえる季節だった。忘れることは幸せなことである。
　人間の脳は本来忘れやすいようにできているのだから、忘却とはうまく付き合って、勉強を楽しんでやるようにする。そうすれば、集中して効率よく進む。効果も出る。

7. 楽しい思い出を残す

　看護師に「看護観」を求められるように、教師には「教育観」を求められる。筆者は「子ども達の心に楽しい思い出をいっぱい残す教育」という教育観を持っている。筆者は北海道の山奥で育った。通った小学校は、町の小学校の分校で教師は2人だけの複々式学級だった。いつも自習ばかりしていた気がする。叱られた嫌な記憶が残っている。
　中学は6km離れた若松という町まで通った。そのころ、5歳で発症した重症筋無力症は再燃していた。さらに甲状腺機能亢進症も合併していた。自転車を買ってもらえなくて歩いた夏の6kmはきつかった。冬は歩かなくてはならなかった。10km離れた高校にも通ったが、二つの病気がかなり進んでいた。山奥と貧困と病気が筆者の思い出だった。京都に出てきて小学校で7年間教える仕事をした。
　嫌な記憶は生涯残る。それが憂鬱さを引き起こし、学力低下の原因の一つとなる。2007年、文部科学省が行なった小6、中1の全国学力テストでは「家庭でのコミュニケーションがとれている子どもほど学力が高い」という結果が出た。看護学校の講師を10年間してきて、この教育観に益々確信を抱くようになった。

2章　計画を立てる

実践課題

1．11ページの「年間自己学習スケジュール表」を拡大コピーして、今年度にあなたが学習する科目を書き込みなさい。それを机の上に貼りなさい。

2．12ページの「週間自己学習予定表」を拡大コピーして、あなたの今週1週間の自己学習時間を確保しなさい。それを机の上に貼りなさい。

3．13ページの「漢字学習進度表」を拡大コピーして、漢字学習を始めなさい。学校のテキストにある新出漢字を調べてノートを作り始めなさい。

Hang around on the way

楽しみがあって実現できる計画を立てる

　京都市街の西には921mの愛宕山がある。しかし、筆者の体力ではきつくて無理だ。登山口までは電車とバスを乗り継いで2時間かかる。川船下りやトロッコ列車で有名な保津峡近くの清滝橋を渡ってから登りがきつい。

　目標が高すぎると無理が生じて意欲が失せてしまう。だから、計画倒れにならないように、自分の能力に合った目標を作る。そして、実践して達成感を味わう。低すぎては、達成感も満足感も得られない。

　比叡山には、筆者が季節毎に楽しみにしている野草がある。春にはエイザンスミレやカタクリに、秋にはツリフネソウやリンドウ、ツリガネニンジンに会える。楽しみがあれば苦しくてもがんばることができる。努力する心が続く。

☞ p.5, 25

3章 予習・本習・復習
（ノート作り）

1．予習（事前学習）
(1) 看護学・その他の日本語のテキストの場合
◎辞典で言葉の意味を調べる

　辞典と仲良くする。まずテキストを読みながら、わからない漢字と言葉の読みや意味を辞典で調べる。そして、余白に書き込む。こうしてから授業に参加したら理解が深くなる。読みも意味もわからない漢字や言語のあるテキストを何回読んでもわかるはずがない。まず、一つひとつの言葉の意味を辞典で確める。すると、全体の意味がわかってくる。これは図1のようになる。

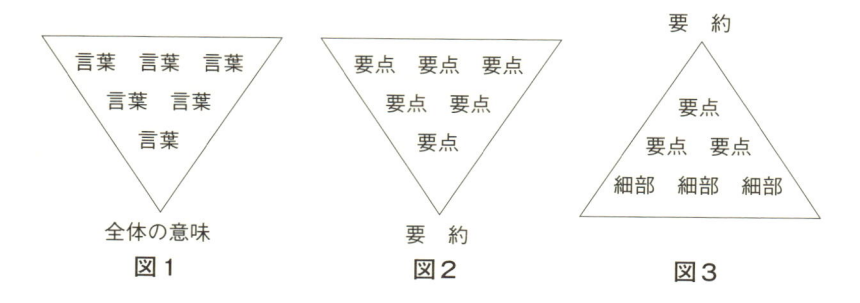

```
   ▽言葉 言葉 言葉         ▽要点 要点 要点          △要 約
    言葉 言葉               要点 要点                要点
     言葉                    要点                 要点 要点
                                              細部 細部 細部
    全体の意味                要約
     図1                    図2                    図3
```

◎要約する

　次にテキストに書いてある要点を書き出す。それをテキストの余白に書き込む。「…は〜である」と簡潔にする。これは、著者が書いている内容の概略を知るためである。一つの文を長く書く著者がいる。この文

の意味を知るには、文を切ると理解しやすくなる。「主語（〜は）－述語（〜である）」でブツリ、ブツリと切ってテキストに句点（。）を書き込む。文を短くする。これは要約する場合の一つの技術である。何が書かれているかの概略がわかれば、細部との関係が明白になる。そして、

  要点 1．……。
     2．……。
     3．……。

と、要点を書き出す。これは抽象化の作業である。これは図2である。こうすれば要約ができる。

　この反対に、文章を書く時は具体化の作業をする。まず要約を作る。次に要点を書き出し、細部を説明していく。図3はこの考え方である。

◎ノート作り（大学の通信教育の場合）

　筆者の学習方法について述べる。意味のわからない文章は、ただ読んだだけでは、全く理解不能であった。分厚いテキストなので、まず、読んで一つひとつの言葉の意味を辞典で調べることから始めた。次に理解したことを要点として自分の言葉でノートにまとめた。こうして作ったノートが課題レポート執筆に役立った。また、単位認定試験の予習にもなった。レポートも試験も良い成績を残すことができた。

(2) 英語テキストの場合

　わからない単語の意味を辞典で調べる。そして、文を翻訳する。こうして概略を理解する。このようにして積極的に自律的学習に取り組む。予習しないで授業に出席すると、意味が理解できずに、ついていくのが遅くなる。これは他律的な学習態度である。

(3) グループワークの場合

　事前学習をする。課題に合った参考資料を数冊読む。そして、自分の考えをメモしてまとめておく。自分の考えは、必ず文字に書き表す。こ

れをしなければ考えは深まらない。文字に書き表すと、第三者的な視点で考えを深めることができる。頭の中だけで考えたものは主観的である。これに対して、文字に書き表し、批判検討して考えたものは客観的である。

　これが自律的・積極的学習方法である。こうすれば、学びがより深まる。グループワークでディスカッションになった時には、他者との調和を図る余裕が持てる。

2. 本習（授業）

(1) ノートを取る

　テキストなしの講義形式の授業では、ノートに内容を書き取る。話された内容を知識として獲得するのが目的である。この作業は、集中力の訓練ともなる。「聞く・理解する・書く」作業の中で、話し手の話の内容を要約する訓練ともなる。筆者は、講義を録音しては聞き直し、書き取ったノートの内容を修正しては理解を深めた。ノート取りは、眠気を防ぐ対策の一つともなる。

　1980年代までは、コピーや印刷は高価だった。だから、「講義」にはレジュメが配布されるだけだった。講義では学生はノートを取るのが当たり前だった。しかし、1990年代に安価に複写できる印刷機が普及してから、講義には資料が配布されるようになった。この意図は、学生に予習を求めているのである。学生が事前に資料を読んで出席し、講義を聞いたら理解は深くなる。教師は、より多くの教育効果を期待している。

　事前に資料が配布されないような授業は非効率的な古い授業方法である。もし、事前に資料が配布されないならば、クラスのリーダーは学校の責任者を通して、資料を求めるべきである。学生が予習をするためである。予習のない授業は、内容が貧弱で教育効果も少ない。

(2) ノートを取らない

　テキストがあって、その内容の説明という授業の場合は、ノートを取

る意味がない。この場合は、テキストにマーカーで線を引いたり、余白に書き込みを行なう。講師がした脱線の話をテキストに書き込むのも面白い。

(3) 睡眠

　筆者が講義を始めると、まもなく熟睡し始める学生がいる。この原因は二つに分けられる。一つは勤労学生の睡眠である。夜勤明けで登校する学生の場合は、生理的に眠くなる。暖かい部屋で単調な講義が続けば眠くなっても自然である。勤労学生の場合は登校の前日はなるべく深夜勤務を避けるようにするなどの工夫が必要である。眠った学生もレポートの時間になると起き出してレポート執筆に取り組む。予習してあれば講義は聞かなくても内容は理解できている。この30分という限られた時間に重要な意味がある。適度な緊張感がある。これは、看護記録を書く練習にもなる。

　もう一つは3年課程の学生の睡眠である。保護者は高い授業料を出している。にもかかわらず授業中に眠てしまう学生はだいたい決まっている。これは、テレビを見て無駄に時間を過ごし生活時間の自己管理がうまくないなど、学習に対する心構えがよくないためである。必要な睡眠時間を確保するように工夫する必要がある。あるいは、何か病気も考えられる。充分な睡眠をとっても、まだ眠くなるようだったら、内科を受診して医師に相談する必要がある。

(4) 私語

　「これから講義を始めますから、静かにしてください」と何度言っても、いつまでも私語が続いていたクラスがあった。かなり多くの学生が90分間ずっとしゃべりっぱなしだった。こうしたクラスでは、単位を落として留年する学生がいる。こうした場合の講師の心理は攻撃的になるか、逃避的になる。大声を出して注意したのでは、後で嫌な感情が残る。その後の講義にも差し支える。筆者は、少人数クラス編成を要望し、

隣り合わせの机を引き離して、物理的に私語ができなくしてこの問題を克服した。

　講師室で会ったある大学の講師は、「私語には、講師が話した内容について隣の学生と会話する場合と、講義の内容に全く関係ない話に没頭する場合の2種類あります」と語っていた。筆者は、1クラスが40人以上の大人数編成に原因があると考えている。学生の人数が多くなるにつれて、教師と生徒の人間関係が希薄になる。筆者は、学生がレポートを書く30分間、机の間を歩き回って質問に答える。教室の後ろに回った時に、学生の視点で眺めると、講師はテレビ画面に映る一方的にしゃべるアナウンサーに見えた。

3. 復習（再学習）
①テキストを読み返す
　　全体の概略を把握する。そして、細部の言葉の意味や漢字の読みを辞典で確かめる。すると意味が理解できるようになる。
②ノートを読み返す（修正と補い）
　　書き込んだ内容の意味の不明な箇所は補正・修正する。どうしてもわからない所は、教師に聴いて確かめる。
③暗記・記憶する必要があるもの
　　毎日、予習と復習をして記憶を強化する。試験が近づいたら一通り復習する。試験の1週間前からは充分な休息と睡眠を取る。先を進む学習者はこのように、余裕のある学習をしている。

4. 理想的な試験勉強
　指（触覚）、耳（聴覚）、目（視覚）をフル（最大限）に活用する。

(1) 指でノートを作る
　　覚えるものは、まずノートを作る。これを読み返す。登下校の電車の

中でも読み返す。あるいはメモを作って、台所に張っておく。料理をしながらでも考えることができる。こうして記憶を強化（再学習）する。ノートを作る作業では思考力が働く。すると、理解力や記憶力も共に働く。辛い作業だが、これが学力となる。努力で学力をカバーする。

　学生時代に、筆者は若い人から「人前で話をするのが苦手です。どうしたらいいでしょうか」と相談を受けたことがある。それで、「では、話したい内容を全て紙に書いてください。そして、それを暗誦できるようになるまで読み返してください」と答えたことがある。覚えるものはノートに活字として書き出す。

(2) 耳で知識を取り入れる

　暗記を要する科目には、テープレコーダーに吹き込んで、耳から繰り返し聞くのも有効である。聴覚も活用する。これは、入浴中にも、料理をしながらでも、電車の中でもイヤホンで聞ける。もちろん、テキストやノートを声に出して読むことも、記憶に残す学習方法として有効である。

(3) 絵や図にして目で理解する

　テキストの難しい内容は、図や絵にして書き込む。こうして視覚的に捉えるようにする。本書も文字ばかりではわかりにくい。図や絵に書き

Hang around on the way

地図を持って出かける

　山歩きには地図が必要である。比叡山の登山道は、高い木々が生い茂っていて、景色がほとんど見えない。そのために、自分達がどこにいるか、位置がわからなくなる。案内板があるが、見落としてしまうこともある。

　自分で作ったノートや講義で取ったノートは、学習の地図のようなものである。これを読めば、学習の全体がわかる。　　☞ p.19, 40

換えると、難しい概念の理解と記憶を助けてくれる。テキストの中に、図や絵を書き込む。すると、復習の時に、字を読まなくても、視覚的に一瞬で内容を把握することができる。

　勉強に疲れたら、お気に入りのハーブティーで一休みする。健康にいい食品を摂る。これも、頭の働きを良くしてくれる。タバコは、脳への血流を悪くするので良くない。ゲンノショウコ、ドクダミ、オオバコなどの野草茶を飲むのも良い。

(4) 英単語を覚えるには電子辞書も役立つ

　電子辞書には、メモリー機能（登録）がある。覚える単語を登録しておく。これを読み返す。ネイティブ（母語）で発音してくれる電子辞書を使って耳で聴いて覚える。

5. イメージトレーニング

　予習は、イメージトレーニングのようなものである。イメージ image は心の中に思い浮かべる像である。例えば、ベッドメイキングの授業があるとする。テキストを読みながら、ベッドやシーツ、毛布などの備品を確認する。次に、整える手順を手の動作や体の位置をイメージしながら覚える。イメージだけではなく、そこに実際にあるかのように手や体を動かして練習する。こうして脳と体に記憶を保存する。これがイメージトレーニングである。

　入学式のあった登校日のことを思い出すと、前日「明日はどんなことがあるのだろう」とイメージしていたことが思い出される。先生への挨拶はどんな態度でしようか。初めてのクラスメイトにどんな言葉で話しかけようか。教室の隣の席の人とどんな会話をしようか考える。これもイメージトレーニングである。

　筆者も講義のためのイメージトレーニングをしている。まず、パソコンで、話す内容を全て活字にする。こうして教材を用意する。テキストの場合は、熟読する。辞典で用語の意味を確認する。そして、何度も読み返し

て、暗誦できるまで繰り返す。講義が始まったら、テキストを見ないで話ができるようにしておく。こうすると余裕が出てくる。ちょっと脱線して、本論とは関係ない話ができるようになる。

　人前で話をする人は、このように努力をしている。話がうまいというのは、特別に生まれ持っての才能ではない。陰でイメージトレーニングをしている。予習はイメージトレーニングのようなものである。多く重ねた人ほど学習力は高い。

実践課題
本章の方法に倣(なら)って予習と復習をしなさい。

1．学校のテキストを読んで、意味のわからない漢字、読みのわからない漢字、意味のわからないカタカナ語を調べてテキストに書き込みなさい。

2．学校で取ったノートを読み返して、補足や訂正を行ないなさい。

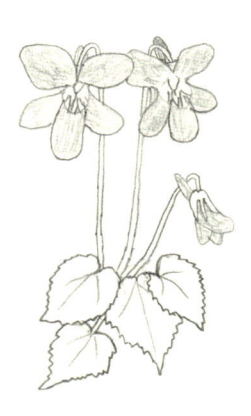

タチツボスミレ

4章 漢字の習得

(辞典を使う)

　看護学生には6種類の辞典が必要である。「未履修常用漢字」「誤字・忘却漢字」「看護学新出漢字」「看護学専門略語」その他を習得するためである。「じてん」は、国語辞典、百科事典、漢字字典と使い分ける。「辞書」は辞典、事典、字典と同義語である。

1. 看護学生に必須の辞書

　①「国語辞典」；言葉の意味を調べる。書く漢字を調べる。
　②「漢字字典」（「漢和辞典」）；漢字の読み、意味、成り立ちを調べる。
　③「英和辞典」；英語を日本語に翻訳する。
　④「和英辞典」；日本語を英語に翻訳する。
　⑤「看護用語辞典」；看護学の専門用語の意味を調べる。
　⑥「看護・医学略語辞典」；看護・医学の略語を調べる。

　辞典なしにレポートを書こうとするのは、道具なしに仕事をしようとするようなものである。優れた仕事をする人は、よい道具を使っている。看護には秒針付きの時計、体温計や聴診器など多くの道具が必要である。同じように、看護学生にも辞典が必要である。良いレポートには、良い辞典が使われている。読書の途中で読めない漢字は「漢字字典」で、レポートを執筆中に書き方がわからない漢字は「国語辞典」で調べる。これなしに、ごまかし続けると学力は向上しない。「電子辞書」は軽くて持ち運びに便利である。これらが全部入っているものもある。検索が素早くできる。

2. 漢字を習得する

(1) 未履修常用漢字の習得

　文部科学省の『学習指導要領』による「漢字学習」では、看護学を学ぶための基礎的な漢字であるにもかかわらず、高校卒業までに教えられていないものが多数ある。これは学生個人の努力によって学ばなければならない。だから辞典が必要である。高校卒業までの漢字学習について概略だけを述べる（詳しくは、筆者著『看護学生のためのレポート・論文の書き方』金芳堂刊を参照）。

①小学校；「教育漢字（1,006 字）」
　5 学年までの漢字が読める書ける。6 学年の漢字は読みだけでよい。6 学年までの漢字の書きは中学校で習う。

②中学校；教育漢字の読み書き・常用漢字の読み（1,945 字）
　中学校卒業までに教育漢字の読みと書きを習得する。常用漢字のおおよその読みを中学校卒業までに習う。

③高　校；常用漢字の読み書き（1,945 字。2010 年から 2,136 字）
　常用漢字のおおよその読みと書きを習う。これは全部ではない。末尾に「常用漢字一覧表」が載っている国語辞典を使って、一読する。習っていなかった常用漢字を書き出して習得する。

　看護学のテキストには、高校で習わなかった常用漢字が数多くある。常用漢字は、社会の常識であるから、漢字で書く。わからない場合は、辞典で調べる。常用漢字かどうかわからない時は、漢字字典で調べる。電子辞書に入っている漢字字典は常用漢字かどうかを調べることができる。常用漢字であれば　常　と、教育漢字であれば　四年　と学年を書いてある。

　看護学のレポートを書く場合は、常用漢字と看護学専門漢字の基準を使う。常用漢字以外の漢字には振り仮名（ルビ）を付ける。看護学専門漢字にはルビは付けない。

④**新常用漢字**（2136字：5字削除、196字追加）

　政府は2010年11月30日に196字を追加した常用漢字（2136字）を告示した。常用漢字は2015年の大学入学試験から適用される。ただし今回の改定では日本工業規格JISが作成した通用字体は「字体の許容」とされた。論文をコンピュータで書く場合、この通用字体は許容される。

　この中の大半の漢字は、看護用語として使用されている。ただし、「頰、謎、剝、葛、叱、餅、箸、蔑、餌、牙、嘲、溺、僅、茨、煎、捗、塡」の17字は通用字体である。以下の漢字が正字である。

挨 曖 宛 嵐 畏 萎 椅 彙 茨 咽　　淫 唄 鬱 怨 媛 艶 旺 岡 臆 俺
苛 牙 瓦 楷 潰 諧 崖 蓋 骸 柿　　顎 葛 釜 鎌 韓 玩 伎 亀 毀 畿
臼 嗅 巾 僅 錦 惧 串 窟 熊 詣　　憬 稽 隙 桁 拳 鍵 舷 股 虎 錮
勾 梗 喉 乞 傲 駒 頃 痕 沙 挫　　采 塞 埼 柵 刹 拶 斬 恣 摯 餌
鹿 叱 嫉 腫 呪 袖 羞 蹴 憧 拭　　尻 芯 腎 須 裾 凄 醒 脊 戚 煎
羨 腺 詮 箋 膳 狙 遡 曽 爽 痩　　踪 捉 遜 汰 唾 堆 戴 誰 旦 綻
緻 酎 貼 嘲 捗 椎 爪 鶴 諦 溺　　塡 妬 賭 藤 瞳 栃 頓 貪 丼 那
奈 梨 謎 鍋 匂 虹 捻 罵 剝 箸　　氾 汎 阪 斑 眉 膝 肘 阜 訃 蔽
餅 璧 蔑 哺 蜂 貌 頰 睦 勃 昧　　枕 蜜 冥 麺 冶 弥 闇 喩 湧 妖
瘍 沃 拉 辣 藍 璃 慄 侶 瞭 瑠　　呂 賂 弄 籠 麓 脇

（曽と痩はJISの通用字体だが常用漢字とされた）

(2) **既習誤字・忘却漢字の習得**

　誤字は必ずあると言える。書いている本人には誤字だとは気が付かないという特徴もある。だから、「これでいいか」と、たえず、自分との対話が必要である。辞典はこの対話を豊かにしてくれる。辞典を開くことによって、誤字を減らすことができる。特に形の似ている漢字が間違いやすい。

　爪・瓜、壁・璧、奨と繋、辶（しんにゅうの点が2個の漢字がある）。

(3) **国語辞典にない医学・看護学独自の漢字**

　医学・看護学用語には、辞典にない漢字がある。

①「頻回」
　「頻」は常用漢字である。しかし、この熟語の頻回は常用漢字表にはない。頻繁という意味の「頻回」は医学・看護学のみで使用される。小中高の学校教科書では使われない。『広辞苑』にも載っていない。だからと言って、誤りだということではない。南山堂の『医学大辞典』に「頻回手術症」がある。その他、頻拍・頻尿・頻度・頻脈・頻発・頻数などがある。

②「坐る（すわる）」
　「坐」は常用漢字でない。だから、高校卒業までに習わない。しかし、医学・看護学では必要な漢字である。坐薬・坐骨・坐る、端坐・起坐・坐臥・胡坐・便坐と使われる。ところが、看護学校でこのことを習わない看護師は、「座薬」という誤字を書いてしまう。「坐」は動詞の「坐る」、「座」は場所を表す名詞の「座席」と使い分ける。
　本来、「座談会」の座は「坐って談話する」のだから「坐談会」が、座禅は坐ってするのだから「坐禅」が正しい。この矛盾の原因は、「坐」が常用漢字でないことにある。だから、座を代用している（代用字）。「坐」を常用漢字にして、もっと早く教えれば間違いがなくなるのだが、実現は困難である。漢字を学習する場合に、論理的・合理的でない方法が多ければ、学習者は使い分けが困難になる。これが、学生の国語嫌い、勉強嫌いの原因の一つであると考えられる。

③「促拍」
　医学用漢字に「呼吸促拍」がある。これを「速拍」と書くのは誤りである。呼吸促拍は、頻呼吸・多呼吸と同じである。耳で聞いた音（おん）をもとに思い込みで使うと誤字を書く。「呼吸の拍を促す」という意味である。

④「瘡痒」は辞典にはない
　筆者の講義中に、学生から「瘡痒ってありますか」と質問が出た。「瘡痒」は腫れものが痒いの意味である。筆者は図書館でいろいろ調べてみたが辞典にはなかった。「搔痒」（ひっかくほどに痒い）が正しい。

その後、筆者は「傷が痒い」場合の表現があるだろうかと考えた。筆者は胸腺と甲状腺の摘出手術受けている。傷が治りかけた時は確かに痒かった。創は切り傷の意味だから、創痒という熟語があるか調べてみたが、見つからなかった。

(4) 辞典にはあるが間違いやすい漢字

① 「漿膜」
「漿膜」の漿は「将」に「水」と書くのは誤りである。漿はどろりとしたの意味、将はリーダーを意味する。酪漿は牛や山羊などの乳汁である。

② 「清聴」
学生には選ばれて研究発表する機会がある。発表の末尾では、通例「ご清聴ありがとうございました」と結ぶ。これを「静聴」と書くのは誤りである。「清聴」は、講演者の聴衆に対する敬語表現である。

③ 「疾病（しっぺい）」
「しつびょう」と読むのは誤りである。病名では「〜病（びょう）」と読むものが多いので、つい「しつびょう」と読みがちである。「しっぺい」が正しい。これは、「子疾病＝子の疾病なり」（『論語』）からきている。

④ 「読点（とうてん）」
「どくてん」と読むのは誤りである。「読（どく）書」と読む語が多いので、間違いやすい。注意が必要な漢字の一つである。

⑤ 「解毒（げどく）」
なんとなく「かいどく」と読みそうな漢字である。一般には「げどく」と読まれている。しかし、『漢語林』（大修館書店）では、「げどく」と「かいどく」両方の読みがある。

⑥ 「外科（げか）」
「外」は小学校2年生で習う漢字だが「がいか」と読み間違えそうな漢字である。「外科」は『広辞苑』によれば、日本の南北朝時代50

4章　漢字の習得

余年間の争乱を書いた『太平記』（1379年頃）に「本道・外科の医師数を尽して参り集まる」と使われている伝統的な読みである。
⑦「**外来**（がいらい）」
　外来は、外来思想、外来語、外来種（動植物）など、外から来るという意味である。医学・看護学で使用される「外来」は「外来患者」「外来受付」「外来診療」などの略である。
⑧「**捉える**（とらえる）」
　捉は常用漢字ではないために、中高では習わない。しかし、看護学ではよく使用される。物理的な物は「捕える」、抽象的な概念は「捉える」と使い分ける。これを「にんべん」で書いて「促える」と間違いやすい。気を付けるべき漢字の一つである。

(5) **医学・看護学の特別な漢字**
①「**破瓜病**（はかびょう）」
　破瓜病は思春期の統合失調症を意味する。瓜の語源はうりのつるに実が下がっている形である。これを縦に割ると八が二つになる。それで16歳と8×8＝64歳を意味する。英語ではギリシア語が語源でhebephreniaヒーベフリーニアという。ギリシア語でhebeは思春期・青年期、phreniaは精神病を表す接尾語、phren「心」の語幹＋iaである。
②「**裏急後重**（りきゅうこうじゅう。排便障害―しぶり腹）」
　裏急後重は漢方の言葉である。紀元25年に始まる中国後漢時代に編纂された『難経の研究』に収められた。それが日本に伝わり、1392年足利氏が京都室町に幕府を開いた室町時代の国語辞典『和漢音釋書言考節用集』に載っている。1968（昭和33）年発行の『漢方医語辞典』にもある。
　2000年秋、筆者は京都府看護専修学校で論理学の講義をした。その時にはすでに、学生の石田正人さんがこの研究をしていた。「不思議な言葉の響きから語源を調べることにした。あちこちの図書館を歩

き回って調査は半年もかかった」とのことだった（石田さんは研究した資料を快く提供してくださった。感謝しています）。

　筆者も同じような体験がある。図書館から図書館へ、書物から書物へとたどっているうちに目的に行きつく。苦しい作業だが、これが学ぶことである。学ぶ醍醐味は、単に教えられる授業の中では得られない。

　英語では裏急後重をtenesmusテネスムスという。ギリシア語のteinesmos「拡張する」が語源である。『漢方医語辞典』には、「裏急とは腹裏急痛なり。後重とは肛重なり」とある。『難経の研究』には、「後重は、便後肛門が下垂したような不快な感」とある。このような研究では、西洋と東洋の両方の考え方からアプローチしたらより深い学問ができる。

(6) 「当用漢字」と「旧字体・新字体」の話
　「看護用語辞典」の中には「当用漢字」を基準にして編纂しているものがある。しかし、当用漢字は1981年に廃止された。現在の基準は2010年政府告示の常用漢字である。漢字基準の歴史は次のようになっている。
1) 長い間、漢字基準がなく自由に使われた。
2) 1923 (大正12) 年、臨時国語調査会が1,962字の「常用漢字」と154字の「略字」を指定した。1931 (昭和6) 年に1,858字に改定した。
3) 1946 (昭和21) 年、政府が1,850字を「当用漢字」として告示した。
　1948年に（教育漢字）、1949年に「当用漢字字体表」を発表した。1949年以前の字体を「旧字体」、以降の字体を「新字体」という。
　　例；（　）内は旧字体。医（醫）、悪（惡）、羽（羽）、温（溫）、過（過）、学（學）、渇（渴）、児（兒）、証（證）、その他。
4) 1981 (昭和56) 年、政府が当用漢字を廃止し、1,945字を「常用漢字」として告示した。一般に、書籍は常用漢字で新字体を基準に編纂されている。
5) 2010年11月30日、政府は2,136字の常用漢字を告示した。

(7) 常用漢字以外の漢字の「通用字体」の話

　常用漢字 1,945 字以外の漢字で、日本工業規格（JIS）の簡略化した漢字が一般化していた。これを通用字体という。2010 年までのコンピュータでこれが使用された。2010 年の告示では国語学の漢字が正字とされたので、以降のコンピュータでは多くが削除された。コンピュータで文書作成する場合、国語学の漢字を使用すると、漢字に配慮のある文章になる。特にコンピュータに収録されていない「名字」の漢字は「外字エディター」で作成する。これは、漢字の教養度を向上させるチャンスである。
　（　）内が正字である。
　唖（啞）、溢（溢）、鯵（鯵）、鰯（鰯）、淫（淫）、寃（冤）、牙（牙）、恢（恢）＝快復、撹（攪）、葛（葛）、繋（繋）、掻（搔）、捆（摑）、涜（瀆）、嚢（囊）、轢（轢）その他。

(8) 「代用字」の話

　漢字には「代用字」がある。代用字は「代用の字」であるから、レポート・論文、看護記録、その他あらゆる公的な文書には使ってはならない。ところが、いたる所でみられる。これは、多くの人々が代用字であることを認識していないためである。代用字が良くない理由は、漢字の知識の未熟さを晒（さら）すからである。
　年齢の「令」、歳の「才」、門の「门」などの代用字は、公文書にはふさわしくない。論理的に間違いであるにもかかわらず、座は「坐談」に代用されている。
　「后」（「皇后」）は 6 年で学習する教育漢字である。漢字字典には、「午后」の熟語がある。にもかかわらず、国語辞典には「後」が代用されると書いてある。その理由は書いてない。辞典では「皇后」を用例にしてある。新聞社も「午後」しか使わない。日本の全ての出版社も使用しない。「ワード」にもない。

(9)「異体字」の話

　　漢字は中国（現在中華人民共和国）で発明された。『康熙字典』は清の康熙帝の勅命によって1716年に編纂された。47,035字を収録してある。この辞典に収録されている漢字を「親字」という。異体字は、この親字から派生した漢字である。『難字・異体字典』がある。これによると、4,294字の親字から15,441字の異体字が作られている。親字一つから複数の異体字が作られている。ほんの一例を挙げる。（　）内が異体字である。

　　高（髙、嵩、喬）、靭（靱）：靭は通用字体、翠（翆）、挿（插）：插は親字。体（躰）：體が親字

(10) 医学・看護学専門漢字（523字／240字）

　　看護学では、常用漢字以外の専門漢字が使われる。筆者の調査によれば、523字ある。看護学でよく使われるのはこの中の240字ほどである。この専門漢字には、振り仮名が付けられていない。看護学校ではこの専門漢字の、意味や成り立ちを教えることはない。この漢字は、学生が自分で読みと意味を調べなければならない。もし、これをしなければ、看護師になれても、意味を知らず、読めないままになる。そして、誤字を書くことになる。だから、自己学習によってこの漢字を習得する。目標は523字である。

　　一部を掲載する。全部は本書末尾の「付録」にある。まず、全部を読んで全体を把握する。そして、自己自習の時間に書く練習をする。学生の3年間のうちに全てを征服する。

あ

啞（ア）	：聾啞（ろうあ）。啞は表面に出ず下になるの意
罨（アン）	：罨法（あんぽう）。温・冷罨法。罨は包むの意
頤（イ）	：頤（おとがい）。下あごの意
萎（イ）	：萎縮（いしゅく）

咽（イン）　　：咽頭（いんとう）。咽はのどの意
齲（ウ）　　　：齲歯（うし）。齲は虫歯の意
盂（ウ）　　　：腎盂炎（じんうえん）。盂はまるくくぼんだ盆の意
鬱（ウツ）　　：憂鬱（ゆううつ）。鬱血（うっけつ）こもるの意
暈（ウン）　　：眩暈（げんうん）。めまいの意
嬰（エイ）　　：嬰児（えいじ）。あかごの意
腋（エキ）　　：腋下（えきか）。脇の下の意。腋窩ともいう。
嚥（エン）　　：嚥下（えんか・えんげ）。のみくだすの意。燕（つばめ）とは関係ない。
涎（エン）　　：流涎（りゅうぜん）。よだれ。医学書では「ぜん」の読みが多い。
嘔（オウ）　　：嘔吐（おうと）。吐き出すの意

―――― か ――――

顆（カ）　　　：顆粒（かりゅう）。つぶの意
窩（カ）　　　：眼窩（がんか）。窩はあなの意
臥（ガ）　　　：臥床（がしょう）。床に伏すの意
咳（ガイ）　　：咳嗽（がいそう）。うがいの意
喀（カク）　　：喀痰（かくたん）。気管・気管支粘膜の分泌物
顎（ガク）　　：顎関節（がくかんせつ）。あごの意
緘（カン）　　：緘黙（かんもく）、封緘（ふうかん）。緘はとじる、口をつぐむ
鉗（カン）　　：分娩鉗子（ぶんべんかんし）。鉗は首かせの意

以下巻末の付録参照

(11) 名字（異字体・異体字）

　　人名漢字は、国語辞典の末尾に載っている。しかし、名字に使われる異体字は、国語辞典に載っていないものもある。『難字・異体字典』がある。名字と人名漢字は一点一画に気を遣って、保険証と同じ字を書く。例を挙げる。吉（𠮷）、大﨑（崎・﨑・埼）、浜田（濱・濵）、斉藤（斎・齋）、高谷（髙）、滝沢（瀧）

　　名字と人名漢字は、「戸籍法施行規則別表」に定められた漢字である。これには、常用漢字以外の漢字がある。学校教育では習わない漢字である。看護師は、健康保険証に書いてある患者の名字を、一点一画に注意

して正しく転記しなければならない。思い込みで書くと、間違いが発生する。例えば、「片」は常用漢字であるが、「片」という名字の人がいる。コがTとなっている。また、「角」ではなく「角」という名字の学生もいる。おそらく、100人の看護師が健康保険証を見てこれらの名字を書いた時に、正確に書ける人は一人もいないのではないかと考えられる。本人でさえも、入学願書などに記入する以外は常用漢字を使ってしまうということだった。

人名漢字（常用漢字以外983字）

　人名漢字にも異体字が多く使われている。例えば、修→脩、恵→惠、竜→龍、渉→涉、渋→澁がある。

　これらの名前も、一点、一画に注意して書く。漢字は、思い込みで書くと誤字になる。何度も確認する注意力と集中力を意識して持つ。こうして誤字を防ぐ。漢字に対しては、こだわりを持つ必要がある。

⑿ 漢字ノートを作る

　一度辞典を開いたからといって、記憶に残るものではない。すぐに忘れる。だから、調べた漢字はオリジナルのノートを1冊用意して「漢字ノート」に書き留めておく。すると、「漢字ノート」を開けば新しい漢字の復習になる。このようにして、漢字力を育てる。

3. 国語辞典は語彙の宝庫

　国語辞典は豊かな語彙に満ち溢れている。だから、文章を書く人は辞典を活用する。ところが、筆者の講義の中にある、レポートを書く時間に辞典を持ってこない学生がいる。本来、漢字で書くべき語を平仮名で書いてしまっては、レポートが小学生並の作文になってしまう。レポートを書く練習にならない。誤字を訂正する学習にもならない。漢字の知識を増やすことにもならない。「レポートを書く時間」が無駄になってしまう。つまり、文章力が育たない。そこで、筆者は妥協して、「ケータイ」を使用するよ

4章　漢字の習得

う指導している。「ケータイ」は、平仮名を漢字に変換してくれる。

　「電子辞書」は軽くて便利である。国語、漢字、英和、和英、その他の辞典が複数入っている。看護学辞典や医学辞典が入っているものもある。なによりも漢字の意味を教えてくれる。そして、素早く検索できる。2007年には手書き入力できる機種が発売された。読みのわからない漢字の検索がより短時間でできるようになった。昔は漢和辞典を使って、①画数を調べる、②画数一覧表から探す、③ページ数を確かめて開く、の手順で調べていた。この場合、画数が間違いやすくて何度も確認するために時間のロス（無駄）があった。手書き入力できる電子辞書では一瞬にして検索できる。辞典は、文章力を育てるために、貴重な道具の一つである。

4. 国語辞典と仲良くなる

　「国語辞典を使ったことがない」学生が多い。彼女ら彼らは、国語辞典がどのような構造になっているかを知らない。筆者は講義で「みなさんの小・中学校時代を思い出してください。教室に、生徒全員に1冊ずつ国語辞典が使えるように備えてありましたか」と尋ねたことがある。この時に発言はなかったが、レポートの中で「教室に辞典はなかった。聞かれた時にドキッとした」と書いていた。つまり、作文の時間に辞典を使用することはなかったのである。

　文部科学省『学習指導要領国語編』によれば、戦後ずっと、「小学4年生（1998年以後は3年生）で、辞書の引き方を教え、5年生で使わせ、6年生で使い方に習熟させる」という指導が行われてきた。辞書の引き方が、なぜ4年生からなのかの理由がない。これでは遅すぎる。辞典が1冊もない教室での作文指導や国語指導が長く行なわれてきた。辞典は1年からでも使い始めることができるのに、指導がされていないし、辞典が使われていない。だから、子ども達は辞典を使うことから遠ざかってしまっている。

　筆者の講義では60分の説明の後、学生が30分でレポートを書く時間がある。必ず、辞典を引くことになる。一度引いた言葉には、マーカーで

チェックすると、再度引く時に目印となる。こうして辞典と仲良くする。これは学力の向上を意味している。辞典を読書のように読むのも面白い。雑学が得られる。辞典の引き方は各自で習得する課題である。

電子辞書には「メモリー機能」がある。一度調べた言葉は一覧表にして保存される。ここを見ればすぐに読み返しができる。辞典・辞書を使わずして、文章力の向上はあり得ない。

実践課題
学校の本日の授業にあった「新出漢字」をあなた用の「漢字ノート」に書き出しなさい。

1．①「読み」、②「意味」、③「解字（成り立ち）」、④「教育漢字か、常用漢字か」について漢字字典で調べなさい。

2．あなたが勘違いをしたり間違っている字を見つけなさい。それがなぜ間違うのかを考察しなさい。

HANG AROUND ON THE WAY

「漢字」を頂上から見渡す

看護学生が習得すべき漢字は、常用漢字の2,136字と専門漢字の中の240字である。名字と名前の漢字は覚える必要はない。正しく転記できればいい。

看護学生の3年間のうちに、毎日2字ずつ取り組んだり、夏休みの休暇を利用して取り組んだりすれば、漢字の征服は可能である。山の頂上を極めると、達成感や満足感が得られる。同じように、漢字もある程度習得すると、看護記録や看護サマリーの執筆も面白くなる。全人的学習法では、いつも頂上から見渡すような学習を行なう。

☞ p.25, 47

5章 調和的学習態度

（自律と他律）

　学力は「どうして？」と疑問を持って主体的・自律的に学習することによって伸びるものである。自律的に学習する学生は、予習と復習を実践する。「言われて」ではなく、自ら行なう。予習は「本習」に先立つ学習、復習は本習の後に行なう学習である。

　2012年に、筆者は、複数の看護学校で受け持った学生の問題解決の態度をレポートの内容から調べたことがある。すると、他律型の学生が58％、自律型は19％、調和型は15％、孤立型、逃避型、傍観型、不調和型が8％であった。他律型が多いのは、日本人の性格の傾向を表している。「出る杭は打たれる」「長いものには巻かれろ」などの言葉が示すように、日本人は一般的に、伝統思考型で自己主張を控える傾向がある。この傾向は、学生の学習態度にも現われる。学習は問題解決そのものである。

| 他律型58％ | 自律型19％ | 調和型15％ | その他8％ |

　問題解決に他律（依存）型でいると、やがて問題から逃避するようになる。また、問題解決に自律型のみでいると、孤立するようになる。問題解決に当たって望ましい態度は、他律型と自律型の調和した型である。

　（自律型は、自分の行動を自分で決める。他律型は、自分の行動を他者に頼って決める。自律型と他律型の調和型は、自分で考えたうえで他者に相談して決めるものである）

1. 他律型学習態度（させられ学習）

◎ おおよそ6割の学生は他律型である

　小・中・高の勉強では「予習はしない。復習もしない」で、授業を受けるだけだったという学生が6割もいる。「嫌々勉強していた。また、何のために勉強するかという目的がなく、高校へ行っていた」という学生もいる。「大学を卒業したが、特に目標はなく、とりあえず卒業するために試験勉強して単位を修得してきた。自主的に勉強したことはほとんどなかった」という学生もいる。

◎ 他律型（させられ学習）は根が深い

　高校時代に看護師を目指して奮い立って自律的に勉強をするようになったとしても、看護学を学び始めて1、2ヵ月すると、「させられ学習」の癖がすぐに出てきてしまう。レポートを書くのも、アサインメント（宿題）をするのも、読書をするのも負担になってしまう。提出期限ギリギリになって前日の深夜からでないと取り掛かれない。翌日の明け方近くになってやっと仕上がる。ほとんど睡眠が取られていない。学校に出席しても、講義は聞けず、熟睡してしまうのである。

　レポートの書き方を指導している講師からすると、このようなレポートは読みたくないし、評価に値しない。少なくとも1週間前に書きあげておいて、何回か読みなおして推敲したものであれば良い評価ができる。長年の他律型学習方法はすっかり板についてしまっている。自律的に学習する習慣がない。学習態度を改善しなければ、学力は向上しない。

　この学生の学習態度は他律型であり、「させられ学習」である。このような人が社会に出て職に就いたとしても、指示されなければ仕事ができない「指示待ち人間」、指示されたことはするが、指示以外のことはできない「指示され人間」で、役に立たない。このような人は、意識改革を行なわなければならない。

◎ 他律型（依存）は楽である

　他律型は楽である。依存がこの本質である。自らは目標を作らない。「みんながしているから。ずっとこうだったから」と伝統思考である。何をすべきかの判断を他者へ委ねる。指示されてから嫌々ながら行動する。そして、行為の結果、責任を負わない。「なぜ、あなたはこうするのか」や、「どうしてあなたはこんなことをしたのか」と問われた時に、他律型の人は「それは、私の責任じゃない。だって、私は、言われたことをしただけなんだもの」と答える。他律型の人は、責任能力がない。課題達成や問題解決能力が低い。これを自律型学習に改善するには、自分との計り知れないほどの闘いが必要である。

◎ 他律型の長所と短所

　他律型には長所と短所が存在する。「指示され人間」の長所は、忠実なことである。争わず、平和を作る人でもある。しかし、自己学習においては、長所は、短所ともなる。他律型の短所は、責任能力が低く、自主的な人格の成長が少ないことである。本来、学習は自律的なものである。「なんでだろう？」と、疑問を持ち、好奇心を働かせることによって、新しい知識や技術を獲得する。これは、自律的な働きによるものである。

2. 自律型学習態度（する学習）

◎自律型学習は向上がある

　目標は、他から課せられたものではなく、自らが設定したものである時に効果が大きい。自己学習は自律型学習である。自律型学習に学力向上の秘訣がある。努力する人は目標を持っている。そして、達成するまでのプロセスを楽しみながら努力を惜しまない。また、真に努力する人は、人前では努力しているそぶりを見せない。陰で努力する人が真の努力家である。自律型学習にこそ、学ぶ面白さがある。

　働きながら学ぶある学生の次のようなレポートがあった。

■ 自律型行動は充実感がある
　別の部署から「人手が足りないから」と依頼されて救援に行った。しかし、その部署の人達はあわただしく動き回っていただけで、仕事の指示をしてくれなかった。筆者は、何をしていいかわからず、戸惑った。しかし筆者はその部署の人の立場になって「もし、何もわからない人が来たときに、どう言ってほしいだろうか」と、考えた。すぐに答えが出た。「なんでもやります。仕事を言いつけてください」と言って、手伝った。充実した1週間だった。

　これが自律型の態度である。学習も同じである。わからないことはできるわけがない。まずはできることから始める。できることを次々と達成していくと、達成感を味わうことができる。すると、自信が湧く。やがて、少しずつ難しいことができるようになる。こうして、人間的な能力が成長していく。自律型に学力向上の秘訣がある。

◎自律型の欠点とその克服
　自律型は魅力的な才能である。これは積極的でアグレッシブである。多くの学生が避けようとするクラスのリーダーに立候補して、みんなのために働く。未知の体験にチャレンジして世界を広げる。このような人々が、文化、科学、社会の発展の先駆けとなってきた。
　しかし、歴史はこのような人々は孤立してきたことも証している。チームで仕事をする場合、調和、協調、協働、協力が必要である。リーダーが一人で全てを仕切ってしまうと、メンバーはついていけなくなる。高校時代の部活で、このようにしたある学生は、「お前の許では後輩が育たない」と教師から厳しく言われた。そのために彼女はこの日から他律型に転じた。せっかくの魅力的な能力を引っ込めてしまった。この教師もまた自律型をはみ出た孤立型だった。
　もしも、教師が「後輩と責任を分け合ったら後輩が育つ」と調和型だったら、この教師の許で生徒は育ったはずだった。筆者の「教育学」の講義を受けて、彼女は自律型の長所を併せ持つ調和型を目指すようになった。

5章 調和的学習態度

3. 他律型と自律型の調和的学習態度

　看護学校では、グループワークがある。自治会活動もある。ペア（二人組）での実習もある。チームで活動する場合、他律（受け身的・消極的）型態度では責任能力に欠ける。自律（能動的・積極的）型態度では、孤立しミスをする可能性が大きくなる。だから、他律型と自律型を調和した態度が求められる。報告・連絡・相談・確認・修正をして、目標と実践を確認し合う。

　次に、筆者の講義を受けてから、リーダーと副リーダーの役割を体験した学生のレポートを紹介する。この学生はリーダーを体験して、副リーダーの任務の重要性を発見した。そして、副リーダーを体験して、その任務を果たせるようになった。

■ リーダーをサポートする副リーダーの役割と任務

　筆者は看護学校で2泊3日の研修に行き、キャンプファイヤー係のリーダーを務めることになった。係のメンバーは5人だった。まず自分を中心に他の4人に同じだけの責任を任せようとした。しかし、準備を進めていく段階でメンバーの1人が自発的に副リーダー的な行動をとるようになった。

　彼は、筆者にリーダーの考えを詳しく聞き、リーダーがメンバーに話した内容を補足し、間違いを指摘してくれた。またリーダーの立場を考え、必要以上に口を出さず、リーダーに責任を委ねた。みんなの力でキャンプファイヤーは成功した。リーダーとしては、副リーダーを務めた彼のおかげで心地良くリーダーを務めることができた。筆者はそこで、リーダーをサポートする副リーダーの存在の大きさを知った。その後、筆者はこの経験を実習グループの中で生かす機会があった。グループは8人で、筆者はそのメンバーの1人であった。リーダーになった人は、今までリーダーの経験がなく不安な様子だった。まず筆者はリーダーの考えを聞いて理解した。リーダーはしっかりとした考えを持っていたが、みんなの前で話すことに慣れておらず、充分に伝えきれないでいた。そこで筆者は、リーダーの考えをメンバーに補足説明した。また、リーダー

とメンバー間の意思の疎通が不充分な時はその調整に務めた。

　実習終了後、リーダーから「サポートしてくれてありがとう」と感謝された。筆者は自分がしてきたことに自信がなかったが、その言葉によって、役に立てたことがわかって、うれしい気持ちになった。

　筆者は実際にリーダーをサポートする経験をして、副リーダーの存在の大切さを以前よりも理解することができた。また、見ていた時にはわからなかったが、リーダーが今何を求めているか、メンバーが今リーダーに対してどう思っているのかなど、細かいところにまで気配りができないといけないとも理解した。

　また、必要以上に口出しをしたり、リーダーとメンバーの間に入り過ぎたという反省点もあった。今回、筆者は副リーダーを経験してその役割を明確に理解し、その任務の重要さを再確認できた。今後の課題は、リーダーに委ねる環境づくりができるようにし、リーダーとメンバーのパイプ役に徹するようにやることである。

◎リーダーはメンバーによって育てられる

　リーダー役をした人が、リーダーとしての任務を充分に練習し役割を果たせるかどうかは、メンバーの協力のあり方にかかっている。もし、メンバーが協力的でなかったならば、リーダーは任務を果たすことができない。さらにリーダーは失望し意欲を失ってしまう。リーダーとしての能力は、メンバーによって育てられる。メンバーには、いずれ練習でリーダーの役割の順番が回ってくる。リーダーの行動をよく観察して、どう行動するかを知る必要がある。

　前頁のサブリーダーの例のように、リーダーシップはグループの中でメンバーの一人が自発的にする旗振りである。これは必ずしもリーダーがするとは限らず、サブリーダーであったりメンバーがしたりする場合がある。旗振り役はリーダーにアイデアを提供し、サポートする。

　リーダーは、みんなと一緒に、いつまでに、何を、どうするか、グループの計画を作る。まず、グループの目標を作る。メンバーが意見を持ち寄り、話し合ってテーマを決める。ゴールまでの時間配分をしてスケジュール表を作る。作業が特定のメンバーに偏らないように、司会・書

記・その他の役割を交代制にするなど工夫する。ディスカッションの場合には一人に発言時間が偏らないようにタイムキーパーも決める。

　グループワークを成功させるためには、事前準備が必要である。何の用意もなくディスカッションを始めたら、いつの間にか雑談の時間になってしまう可能性がある。メンバー全員が毎回のテーマ毎に事前に予習してレポートを書いてそれを持ち寄って意見発表を行なったら、緊張感があって内容の充実したディスカッションが可能となる。みんなの前で自分の意見を発表するのが苦手な人でも、文章に書いてまとめることによって発表しやすくなるだろう。何をどのように書いたらいいかわからないメンバーのためには、参考になる私案を書いて配布するのも効果がある。

◎学び合う学習（予想問題を作って、共に解く）
　学習にも調和した態度が必要である。「過去問題」を解くのもいい個人学習である。しかし、これは「競争を原理とした孤立学習」である。試験に備えて、もっといい学習方法がある。それは、学び合いである。

HANG AROUND ON THE WAY

リーダーとメンバーは共にサポーター

　筆者は妻と子どもの3人で山に登った。登り初めは足の速い者が先頭を進んだ。やがて、遅れる者が出た。休憩をしながら合流した。そして、足の遅い者を先頭にして、その速さに合わせて進んだ。

　京都では小学4年生になると比叡山登山を体験する。偶然に同行した子ども達は「われ先に」と走るように進んだ。グループとしての行動ができなかった。競争原理の教育を受けている結果である。

　山登りはグループワークに似ている。リーダーもメンバーも共にサポーターである。リーダーはメンバーを支え、メンバーもリーダーを支える。グループワーク成功の秘訣は「共に学ぶ」チームワークである。

☞ p.40, 52

自らが予想試験問題を作る。問題を作る作業には、回答するよりもっと多くの時間と知恵を必要とする。作った予想問題はクラスメイトと共に解く。教えた人は、自分の理解度や不足度を知る。すると、学習意欲が増す。再度復習に時間と熱意を傾ける。その結果、もっと多くを教えられる。これが、自律型と他律型の調和した「共に学び合う学習」である。

◎教える体験は、学習の最大の方法である

　教師は生徒に教えることによって指導方法を研鑽(けんさん)する。看護は援助である。看護師は患者を援助することによって、援助技術を高める。学生にとって、実習は学習の最大のチャンスである。患者に教える体験をして知識の少なさに気付き、学習意欲が増す。援助を行なって技術の未熟さを悟り、事前学習や練習の重要さを認識する。リーダーの体験をして、リーダーの技術を向上する。副リーダーの任務の重要さを理解し実践する。事前学習するメンバーはグループワークの成功に貢献するだろう。

　取り返しのできる多少の失敗は許される。勇気を奮い立たせて謝る、許しを得て、修正し改善する。ただし、取り返しのできない失敗をしないように気を付ける。教える体験は、学ぶ最大の方法である。

実践課題

あなたの学習態度が、自律型・他律型・自律型と他律型の調和型・孤立型・逃避型の中のどの傾向にあるか考察しなさい。

1. 自分の傾向の要点を書き出しなさい。

2. 改善すべきことがあるならば、それも書きなさい。

3. 努力した１年後に、どの程度改善したか評価しなさい。

6章 分析力を伸ばす

　1章に、「人間には、頭に象徴される知性、胸に象徴される温かい思いやり、手に象徴される技術が必要である」と書いた。これは看護師に必要な人間としての主な三要素を分析したものである。この「知性」は知識と知恵からなっている。知識は蓄積した言葉を意味する。これに対して、知性は「知識を活用する能力」である。知性がないと知識は役に立たない。知性は考える能力（思考力）である。思考力は分析によって伸びる。分析力を育てると学力が一層増す。分析は思考である。思考は分析を含み、分析は思考に含まれる。以下、分析について述べる。

1．知性の分析

　考える時に使う道具は、言葉・言語である。母国語（日本語）でも外国語でも思考には言葉を使う。人はまず単語の意味を理解する。次に単語をつなげて文を作る。そして、文を複数にして文章を作る。こうして考える時には、知性（知識と知恵）が必要である。

　　主語（名詞）＋述語（動詞）→ 文　　文＋文＋……→ 文章
「…は～である。」「…は～ではない。」は、考える場合の基本である。

(1) 良いレポートの分析（物理言語を使う）

　　科学は、理論科学と実践科学に分けられる。数学や法学は理論科学、教育学や看護学は人を援助する実践科学である。だから看護学では、体験や実例を織り交ぜてレポートしたら、良い評価を受ける。

言葉の代表に物の名前がある。名前を分析すると、物理言語と抽象言語の二つに分かれる。物理言語は実在する物の名前で、抽象言語は理念や道理を表す言語である。「机」や「ペン」は物理言語、「援助」や「科学」は抽象言語である。
　このように分析すると「あなたの文章は抽象的だ」と評価を受けた原因が判明する。レポートが抽象言語ばかりで書かれたからである。

(2) 読解力の分析（主語と述語を見つける）

　文章を読んでその意味を理解する能力を読解力という。読解力のある人は、文の主語と述語を拾い出して意味を捉える。「…は〜である」「…は〜ではない」「その理由は、…である」と考える。こうして、文章の意味を読解する。読解の秘訣は「主語と述語を見つける」にある。これが、知恵や知性という能力である。
　主語は名詞（物の名前）、述語は動詞（動作の言葉）である。文の基本は、この二つである。一つの文中に複数の主語と述語のあるわかりにくい文がある。こんな文は、遠慮なく主語─述語で切ってしまう。句点（。）を本の中に書き込む。すると意味がわかるようになる。長い一文を書く人は文章の下手な人である。

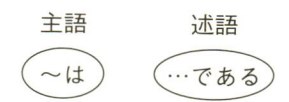

　　　　　　　　　主語　　　　述語
　　　　　　　　（〜は）　　（…である）

(3) 判断の分析（〜である。〜ではない。なぜなら）

　判断の種類を分析すると、「…は〜である」「…は〜ではない」「…は〜だろう」の三つになる。「その理由はこうである」と、判断には根拠（理由）が必要である。根拠がない場合、推量の判断を行なう。まず「…は〜だろう」と仮説を立てる。調査や実験によって確かめる。そして、「…は〜である」または「…は〜でない」と判断する。「…だろう」や「〜かもしれない」を多用した表現（判断）のレポートを分析すると、「根

拠（理由）のない空論を述べているだけだ」と低く評価される。レポートでは、「である」「ではない」と確かなことだけを書く。「だろう」は使わない。どうしても必要ならば「～と考えた」や「～と推測した」と書く。

(4) 三段論法（推論）の分析

三段論法の考え方は看護でも使われる。例を挙げる。
　　パーキンソン病は進行性の疾患である。
　　Aさんはパーキンソン病を発症して治療している。
　　今後、Aさんの症状は進行する可能性がある。
このように三段論法で将来を推測して、病気の受容の問題や、進行した場合の対処などについて援助を計画して実践する。
三段論法は、「M＝Pである。S＝Mである。ゆえにS＝Pである」のように、大前提と小前提から結論を導く。この考え方は、推論を行なう時に使われる。
　　大前提：看護学校では必修科目に実習がある。
　　小前提：Aさんは看護学生である。
　　結論：ゆえに、Aさんには実習があって、ケーススタディーを書く。
三段論法では、大前提が誤っている場合があるので、判断には知恵が必要である。

2. 考え方の分析

物事を考える場合には、考え方のパターン（型）がある。このパターンを自由に使えるようになると、「考える」「文章を書く」「話をする」「話を聞く」「文章を書く」能力が増す。

(1) 歴史思考（過去、現在、未来に分ける）

人間は時間の経過の中に生きている。だから、過去・現在・未来の考え方は、多くの場合に利用される。例えば自己紹介では、「過去はどう

だった。現在はこうしている。未来にこのような夢を持っている」と構成して話ができる。

過去　→　現在　→　未来

看護では、「患者の入院前の生活」「入院してからの治療と看護」「転院後の治療」についてサマリー（要約）を書く。これは会話の中でも利用される。

(2) **要素に分ける分析**
　要素分析は、物事を分解してその構成要素を明らかにする考え方である。理想的な人間とはどんな人なのかと考え、分析する。人体の主要な部分は、頭、胸、手と考えると、これに対応した、知性、温かい思いやり、技術が考えられる。さらに、これらが調和していることも求められる。寝たきりの患者に必要な三つの看護といえば、食事・排泄・清潔の援助である。

HANG AROUND ON THE WAY

高い山からの分析
　高い山の頂上に立つと見えるものがある。かなたの地平線が弧を描いている。平地では、街がどんどん広がって緑が少ない。国内の自動車や工場の煙突から出る排気ガスだけではなく、中国や韓国からも排気ガスが流れてきている。光化学スモッグガスの発生が増えている。春には中国大陸から黄砂がやってくる。海岸には容器などゴミが大量に流れ着く。
　人間は自己中心的である。世界の人口は爆発的に増加している。猿もイノシシも鹿も害獣として処分する人間は自己中心的である。人間は自然を壊し続けている。「石油は後 68 年で枯渇する」と石油輸出国機構は試算を発表した。人類にはどんな未来があるのか。高い山から眺めると、いいことは見つからない。

☞ p.47, 61

(3) 比較する分析

　対比をするのは、違いと共通点を明らかにするためである。似たようなものを比べても、相違点ははっきりしない。しかし、明らかに異なるものを対比すると、それぞれの特徴がより明らかになる。二つよりは三つの方がより明らかになる。香りマツタケ味シメジ。食感ナメコ。

(4) 問題解決の分析

　問題解決の過程は、問題の明確化・目標立案と実践・結果の測定・評価である。途中で評価を行なって、目標や実践を修正する。結果と評価は異なる概念である。結果は、問題がどのように解決されたかどうかである。評価は、目標や実践の有用性を計るものである。あらゆる問題解決の過程（プロセス）は共通している。問題の明確化→目標立案と実践→結果の測定→評価。

(5) 選択するための分析

　消去思考では、まず複数の選択肢を挙げる。条件によって消去する。そして少数の残りを選択する。この残りに優先順位をつける。そして、実践する。成功した場合は、ここで終わる。もし、失敗した場合は成功するまで、さらに選択肢を挙げて消去・選択・実践を繰り返す。

```
選択肢
1. 遊ぶ    4. 予習
2. テレビ  5. 寝る
3. 復習    6. バイト
```

(6) 反省するための分析

　反省思考は、失敗の原因を究明し修正して進歩するために行なわれ

る。また、「勝って兜の緒を締めよ」と言われるように、成功したのちにも反省思考は行なわれる。また、マンネリを防ぐためにも使われる。人は一般的に成功すると、弱点が見えなくなるものである。成功した時ほど、反省思考は意味を持つ。

(7) 収束・拡散する分析

　収束思考は「この方法しかない」という狭い考え方である。人間は一般的に権威に弱い。上位の者がこうだと言うと、それに従いがちである。これを伝統思考という。争わず乱さず、平和を作る良い面もある。

　拡散思考は「ほかにこんな方法もある」と余裕のある考え方である。行き詰まらない。ほかに必ず道は方法はあると考える。希望を失わない。開拓的、先駆的、革新的である。これには争いを引き起こす欠点がある。

(8) プラス・マイナスする分析

　プラス思考では「まだこれだけある」と考える。マイナス思考では「もうこれだけしかない」と考える。看護学生は実習で余命少ない患者を受け持つことがある。患者が「私にはあと３ヵ月しかない」と言うこともある。これは、マイナス思考である。もし、幼い子を育てている母親であれば、これは切実な感情である。現実に時間は迫ってくる。看護者として何ができるか可能性を考えるとすれば、プラス思考である。「まだ３ヵ月ある」と思えるような援助を考え出さなければならない。

　看護者は、母親が残された時間の１分、１秒に、充分に愛情を注いで子育てしたら、子どもはきっとわかってくれると信じるように援助する。その後、子どもがどんな環境で育ったとしても、母親が子育てはできる限りやったという満足感を持てたら、看護者としての援助は成功である。

(9) 演繹する分析

　これは、一般原理から特殊な法則を導き出す分析である。例えば、自

覚症状のない糖尿病患者を演繹分析すると、「腎臓障害・末梢血管障害・視神経障害など」が推測できる。学力の高い学生は予習と復習の時間が多く、学力の低い学生は予習と復習の時間が少ないと推測するのは演繹分析である。

(10) 帰納する分析

これは、複数の要素から一般原理を導き出す分析である。例えば、隠れて甘いものを食べる糖尿病患者を帰納分析すると、「自己管理できない患者」と分析できる。一般的に、人は他の人の人柄をその人の日常の行動や言葉から推測している。遅刻や欠席の多い学生は学力が低く、反対に、遅刻や欠席の少ない学生は学力が高いと推論できる。これらは帰納分析である。

これらの分析力が増すと、思考力がつき、文章力が伸びる。最後に、起・承・転・結を分析してみる。

この「結」は、結果なのか結論なのか曖昧なので、論理的な文章には不適切である。「結果」は、結んだ実、物事の結末（事実）である。「結論」は、下した判断、意見（評価）である。結果と結論は全く異なった概念である。起・承・転・結は文学に適している。論文には適さない。

(11) 総合分析

最後に総合分析について述べる。これまでに説明してきた10の方法を用いて分析しても、意味のわからない問題もまた存在する。そのような時には総合分析という方法を使う。

筆者は、2000年から看護学生の文章苦手意識の原因を探究してきた。「学校での国語の教え方が悪い」と仮説を立てて、学生に協力を求めて意識調査をした。しかし、原因はこれだけではなかった。「努力をしなかった」など学ぶ側にも原因があった。さらに、テレビ・ゲーム・インターネット・メールなどで時間を浪費するために、不足した睡眠を授業時間に補っているという学習環境にも原因の一つがあった。文章苦手意

識の原因はほかにもあると推測されるので、総合分析する必要がある。

実践課題
「分析」の練習をしてください。

1. 人間として主要な要素を分析して、三つ書きなさい。

2. 文の意味を理解する時の主要な要素を分析して、二つ書きなさい。

3. 時間の流れで物事を考える時を分析して、三つ書きなさい。

4. 遅刻や欠席のない学生を分析すると、どんな傾向が考えられますか。

5. 学力の高い学生を分析すると、どんな理由が考えられますか。

(本文の中に解答があります)

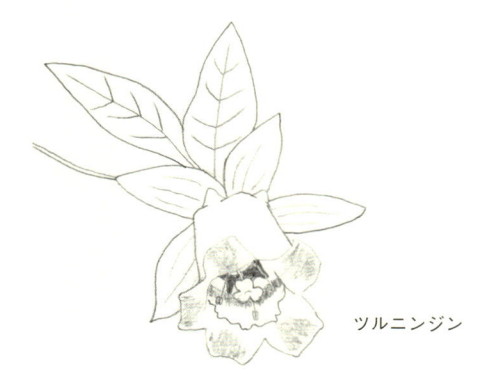

ツルニンジン

7章 「どうして？」の疑問力を伸ばす

人は他者と自然環境、社会組織に対して「どうして？」と、疑問を抱く。ここでは、「どうして？」の問いを「これはなにか？」「それはなぜか？」「どうすればいいか？」の三つに分けて考える。疑問に対する答えを求めて飽きることなく探究する者は学力を伸ばす。学力向上のための疑問力について述べる。

1.「どうして？」の3段階

(1) 5歳頃の「どうして？」

5歳頃の子どもは頻繁に「これなに？」「それはどうして？」「どうしたらいいの？」の問いをする特徴がある。幼子は問いをして、答えを得て、知識や考えを獲得していく。まず、子どもは教えられ、受身の学習をする。

子どもが聞く（質問）→親が教える（答）→理由（根拠）

これはなに？	それは～だ	その理由は（根拠）～だ
どうして？	それは～だから	その理由は（根拠）～だ
どうすれば？	それは～こうする	その理由は（根拠）～だ

(2) 学校時代の「どうして？」

学校で生徒は質問され、「答える」練習をし能動的に学習する。

教師が質問する→生徒が答える→その理由（根拠）

しかし、教師1人対生徒40人という大人数の学級編成で、なおかつ授業形態が一斉授業のみでは、対話が少なく、人間関係が希薄である。傍観する生徒もいる。「どうして？」は充分に訓練されていない。さらに、大人数で一斉授業の教育方法では、競争原理の教育方法が採られ、テストが重視される。テストは、教師対生徒、1人対1人の関係であり、対話がない。人間関係もない。

　もし、6人程の小グループによる「学び合い」の授業形態であったら、人間関係が密になる。会話が豊富になり、「どうして？」の訓練が充分になされると考えられる。しかし、こうした教育方法は行なわれていない。

(3) 看護学校での「どうして？」

　看護学校に進学した学生は、授業で教師から実習で患者から鋭く質問され、「答え」を求められる。しかし、「どうして？」の訓練を受けていないために、多くの学生達は戸惑っている。

　　教師から質問される。→「…は〜である。その根拠はなにか」
　　レポートで問われる。→「〜について、あなたの考えを述べよ」
　　患者から尋ねられる。→「…は〜ですか。どうしたらいいのでしょうか」

(4) 「どうして？」が苦手な人は練習する

　シャイ（恥ずかしがり屋）な国民性、自分の考えを持てないような教育、一斉授業、大人数クラス編成、競争原理、勝者と敗者を作る教育方法などは、「どうして？」の考えが苦手な学生を育てる。オウム返しに暗記した正解を答える訓練を受けた教育では、「どうして？」の質問に対処する練習ができていない。

　「どうして？」（なに、なぜ、どうしたら）の考え方を持っていない人は、練習すればできるようになる。この練習は、読書やレポート執筆、会話の中などでできる。

2.「どうして？」の練習
⑴ 読書中の「どうして？」
　教科書を読み始めた時、「この言葉の意味はなに？」と疑問を持つようにする。そして、言葉に出して、「これは○○という意味である。根拠は□□である」と自分に説明する。もし、ある言葉の説明ができなかったら、または、根拠の説明ができなかったら、学習者は文の先を読み進んではならない。意味が理解できていないままに読み進んでは読解したことにはならない。

　すぐに辞典を開いて意味を確認する。そして、テキストの余白にその意味を書き込む。そして、読み進める。すると、書かれてある文章の意味がわかるようになる。こうすると、後で読み返した時に意味が理解できるようになる。これが読解である。

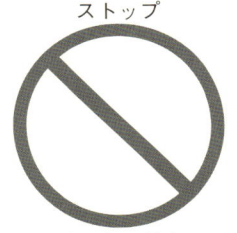

　電子辞書は軽くて携帯に便利である。百科事典が入っている機種もある。目についたり耳にしたりした言葉で、「おやっ」と感じたらすぐに調べて意味を確かめる習慣をつける。こうすると、理解力も注意力も増す。そして、思い込みを正す。知ったか振りを防ぐ。「どうして？」の疑問力は思考力も学力も向上させてくれる。こうした訓練をして、「どうして？」（なに、なぜ、どうしたら）という、疑問力を伸ばす。常に自己との対話を深める。

⑵ レポートの中での「どうして？」（なに、なぜ、どうすれば）
　レポートは、「○○は、□□である。その根拠は……である。その実例は、△△である」と書いていく。また、書いた後で、誤字がないかどうか読み返す。この時にも「どうして？」の考え方を使う。

　書き出された文字や文章は、ある程度時間をおいてから読み返すと、まるで、他人が書いたもののように読むことができる。他者の視点で、

「なにか、なぜか、どうすれば？」と、書き上げたらもう一人の自分と対話しながら推敲する。字句の推敲だけではなく、一文が長すぎないか（40字を超えていないか）、段落構成や、考え方の筋道などを問い直してわかりやすい文章に推敲する。こうして、疑問力を伸ばす。

(3) 会話中の「どうして？」（なに、なぜ、どうしたら）

　　会話の中にも、「どうして？」（なに、なぜ、どうしたら）が含まれている。「それはなにか。それは……だから」「どうしたらいい？」など、疑問と答えに満ちている。

　　相手が必要としている答えはすぐに返す。しかし、質問された時に答えを押し付けないように注意が必要である。そのために、いいものから実現不可能なものまで複数の選択肢を提供する。こんな話を本で読んだ記憶がある。分析を得意とする物理学の研究者の所に、人生相談の手紙が迷い込んできた。彼は熟読した後、次のように手紙を書いた。「たいへんな状態がよくわかりました。それで私の答えはこうです。あなたが考えつく解決方法30個を紙に書き出してください。そして、その中であなたがいいと考えるものを選んで実行してください」。後日、相談者から彼の許へ感謝の手紙が届いた。

　　筆者は、学生に説明してもわかってもらえない時に「どうして？」という思いが残ることがある。これは、説明の仕方に原因があることが多い。「では、どうしたらいいか？」が、その後も心に残る。これが研究テーマになる。看護学校に来る学生の90％以上に文章の苦手意識がある。「どうしてなのか？」が研究テーマになった。

(4) 人生の「どうして？」

　　肉親の死に出会って、「どうして？」と、人生が不条理だと感じる。不条理とは人生に意義を見いだす望みがないことをいう。絶望的な状況や限界状況を指す。また、人から理不尽（道理に合わない・むちゃ）なことを求められた時にも「どうして？」と感じる。これらの克服は「立

ち向かう」にある(『看護学生のための倫理学』金芳堂刊を参照)。

(5) 自然界の「どうして？」

自然界には、「どうして？」の疑問の題材が満ちている。京都に移り住んで15年ほどして、市街の北のはずれで、アスファルトの隙間にしっかり根を張って花を咲かせていた白花タンポポを見つけた。これは西日本に多いが、京都では数が少なくて珍しい。アスファルトと側溝のわずかの隙間でたくましく生きていた。「どうしてこんな厳しい環境でも生きられるのか」感心した。山口県にある病院の研修会の講演に行って、白花タンポポの話をしたら、「このあたりではタンポポといえば白花ですよ」という返事があった。それは寒い12月だった。帰り道の車の中で、白花タンポポが一面に咲いている風景を思い描いた。

3. 疑問思考（疑って問う考え）

我々は、自己・他者・社会・自然に対して「どうして？」と疑問を投げかけてコミュニケーションをとっている。これらを要約すると次のようになる。

HANG AROUND ON THE WAY

どうして花にはいろんな色があるの？

1998年に比叡山の東側頂上付近で、一つだけ咲いていた赤紫色のツリフネソウに偶然出会った。その時、筆者は北海道の山奥で子どもの頃に見た黄色花のキツリフネを思い出した。その後、京都府立植物園で白花のツリフネソウを見つけた。図鑑にはハガクレツリフネも載っている。どうしていろんな色があるかについて、筆者は造物主の粋な計らいによると考えている。

☞ p.52, 71

(1) 自己と他者への四つの問い

　　我々は、次の四つの問いをして、その答えを自己や他者に求めている。
　　「これは何か」は「未知の解明」である。
　　「それはなぜか」は「原因の究明」である。
　　「どうすれば」は「問題解決」である。
　　「どれを」は選択・決定である。

(2) 人格への三つの問い（「わたしは誰」「あなたは誰」「ここはどこ」）

　　我々は、三つの問いをして他者と世界への関係を築いている。
　　「わたしは誰」は、「自我の確立の問題」である。
　　「あなたは誰」は「人間関係の問題」である。
　　「ここはどこ」は「実存（現実存在）の問題」である。
　　「わたしは誰」の問いは、「どこからきたの」「何をしているの」「どこへいくの」に発展する。

(3) 多くの事柄への問い

　　人間は、自己へも他者へも、世界へも問いかけをして真理を追究している。「人生とは」「いかに生きるべきか」「看護とは」「看護はいかにあるべきか」「学ぶとは」「いかに学ぶべきか」「社会福祉とは」「社会福祉はいかにあるべきか」など、多くの問いかけをしている。ここでは、紹介だけにとどめる。

(4) 疑問思考の欠点の克服

　　疑問思考は欠点がある。「なぜ」「根拠は」と問い詰めていくと、「しつこい」と嫌う人がいる。10章の話に登場するSさんがその一人である。
　　Sさんは、「精神科病院の未来を良くしてほしい」と相談に来た。現状は「なに？　なぜ？　どうしたら？」と尋ねると、男性病棟と女性病棟の隔てを取り払って自由に行き来できるようにしてほしいとのことだった。入院中の様子を尋ねると、「物がなくなるので困る。本を取ら

れた」と言った。そこで、「病棟の隔てがなくなると、患者さんの数は倍に増える。すると、もっと物がなくなると思いませんか」と筆者が言うと、Sさんは「わかった。もういい」と言った。その後、筆者はSさんに「なに、なぜ」の質問を続けたら、「しつこい」と叱られた。

　対人コミュニケーションにおいて「なに、なぜ、どうしたら？」の質問の度が過ぎると、人の怒りを呼び起こす可能性があるので要注意である。

4. 問題意識と課題意識を働かせる

　「なぜ、どうして」の疑問力を働かせると、問題意識がはっきりしてくる。問題意識は、物事の問題の核心を見抜き、追究しようとする考え方である。それは、未知の解明、原因の究明、問題解決である。

　本書の執筆中に、筆者は「本書が学生に受け入れられるだろうか」と疑問を持っていた。准看護科で1学年の年度末に「看護と倫理」の講義をしていたので、学生に本書の内容を紹介して尋ねてみた。すると、ある学生が読んでみたいと手を挙げた。草稿を貸すと一読後、学生は「勉強の方法がわからなかったので、もっと早く1年生の初めに読みたかった」と語った。学生は、本書の草稿を読むことによって「どのように勉強したらいいか」という未知を解明した。さらに、本書にある学習方法を実践していったら、学力が向上して「問題が解決」する。

　問題を解決したら、課題意識が現われる。課題意識は、問題を課する意識である。5章に紹介したサブリーダーを体験した学生は、「リーダーとメンバーのパイプ役に徹するようにやることだ」と、「今後の課題」について書いている。ある問題が解決（または目標が達成）したら、さらにより高い目標を意識するようになる。課題意識は、問題意識よりレベルが高い意識である。つまり、ステップアップ（上の段階への向上）である。

　夜間に働いて学費を自分で作っている学生がいた。バイトしてから復習と予習を済ますと、就寝は2時だと言っていた。また、乳幼児を子育て中の学生は、「子どもは遊んだり、一緒に寝たりすることが必要だ。だから、

夜は早く寝る。朝早く起きて予習と復習をしている」とレポートに書いていた。

　主婦・母親・学生の三役を果たしながら学んでいる学生が、本書はいつ発売されるのか尋ねたので、草稿を貸した。読後、「内容は簡単ですが、実践が難しいですね」と感想を語った。

　学生らは、人生や職業に疑問を持って、その問題解決のために看護学校に来る。そして、さらに課題意識を持って、人生をステップアップしようとしている。課題意識は学習をゴールへと導くガイドである。

実践課題
「どうして？」（なに、なぜ、どうしたら）の疑問力を育てる練習をします。

1．「看護とは何か」のように、「～とは何か」という問題を作りなさい。

2．「文章を書けないのはなぜか」のように、「～なのはなぜか」という問題を作りなさい。

3．「文章を書けるようにするためにはどうしたらいいか」のように、「～どうしたらいいか」という問題を作りなさい。

4．上の問題に、「…は～である」「その根拠は○○である」と答えを書きなさい。

5．バイタルとは何か。なぜバイタルはとるのか。どうしたら適切な看護を提供できるのか。この問いの答えを探して授業に臨みなさい。

8章 全人的学習法

（書く・読む・話す・聞く）

　書く能力が向上すると、読む・話す・聞くという能力がそれぞれ向上する。人間は頭の中の脳の働きである心（知性・情緒・意志）で考える。書く・読む・話す・聞く能力はいずれも、心の中で連結している。

1. 心で考える全人的学習法

　人間は言葉を使って、心（知性・情緒・意志）で考える。この思考の材料となるのは体験記憶と言語記憶である。筆者は「レポート・論文の書き方」で、文章構成のパターン（型）を指導している。

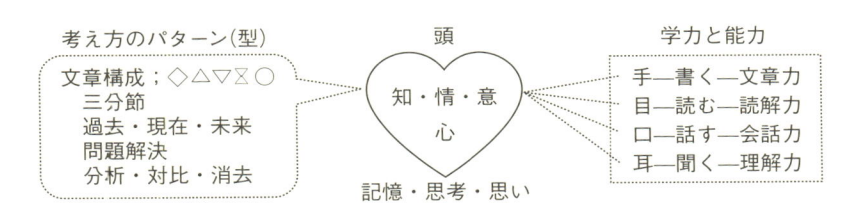

```
考え方のパターン(型)              頭              学力と能力
文章構成；◇△▽✕○          ┌─────┐       手―書く―文章力
　三分節                    │知・情・意│       目―読む―読解力
　過去・現在・未来          │　　心　　│       口―話す―会話力
　問題解決                  └─────┘       耳―聞く―理解力
　分析・対比・消去          記憶・思考・思い
```

　註；記号と言葉の説明
　　◇＝結論が先と後にある文章構成　　　　　；読み手に親切。最もわかりやすい
　　△＝結論が先にある文章構成　　　　　　　；読み手にわかりやすい
　　▽＝結論が後にある文章構成（起承転結）　；読み手にわかりにくい
　　✕＝結論が中にある文章構成　　　　　　　；結論がどこかわかりにくい
　　○＝結論がどこにあるかわからない文章構成；謎の文章
　　　　（『看護学生のためのレポート・論文の書き方』筆者著　金芳堂刊を参照のこと）
　学力＝「学校で教えた内容」に対する学生の「学びによる到達度」
　能力＝文章力、読解力、会話力、理解力、創造力、適応力など物事を為し得る力

学生は自分の体験と言葉にこのパターンを取り入れて文章を書く練習をする。すると、ほとんど全部の学生がスラスラと書けるようになる。

　学習は、頭でするものではなく、心でするものである。心は、知性・情緒・意志からなっている。人間は心を中心として、手と目と口と耳を通して、書き、読み、話し、聞く。そして学ぶ。これは全人的な学習である。ただし、ここでは、「知性」のみの考察にとどめる。「情緒」と「意志」についても「知性」と同じように学ぶ。これは10章に述べてある。

2. 書く・読む・話す・聞く

　書く能力が向上すると、読む能力もまた向上する。

(1) 読む能力と書く能力は連結している

　文章力は天性の才能ではない。教育できる能力である。筆者は「三分節法」による文章指導をしている。講義の60分は講師による書き方の説明で、30分は学生がレポートを書く。毎回これを繰り返す。次の文章は、全体が3段で、1段は3文で構成してある。学生がこのように書けるようになる。これは文章力が育っていることの証である。

■読む能力も向上した

　筆者は最初の講義を受けた時点では、文章を書くことに対して非常に苦手意識を持っていた。幼い頃から本などを読むことも嫌いで、最近までは新聞すら読む習慣はなかった。とにかく文章が好きではなかった。

　しかし、この講義を受けることによって、その思いは変わった。初めは半強制的に書かされていると考えていたが、文章を書いて、それを評価してもらうごとに少しずつ意識が変わっていくのがわかった。書かされているという思いから、「書いてもいいかな」になった。少し苦手を克服した。

　また、文章を書くことによって、文章を読む能力も向上した。今では、小説や論説文も読む。新聞も毎日目を通す習慣がついてきた。講義の内容は、レポート・論文の書き方を学ぶことが主であるが、それ以外にも

読む能力や考える能力を向上させてくれるものであった。

(学生のレポートより)

(2) 話す能力と書く能力は連結している

書く能力が向上すると、話す能力も向上する。次に、同じく、筆者の講義を受けた、働きながら学ぶ学生のレポートである。

■申し送りがわかりやすくなった

講義では、書くことの基本を学んでからレポートをたくさん書いた。今までは自分の考えを文章に書くことができなかった。どう書けばいいのかわからなかった。しかし、この頃、わかりやすい文章が書けるようになってきた。

それに、書くこと以外でも変化が現われてきた。申し送りでは、患者の問題、行なった援助、患者の結果をまとめて伝えた。すると、これまでは「あなたの説明はわかりにくい」と言われ続けていた申し送りが、「わかりやすくなった」とほめられた。

何を、なぜ、何のために、どうするのかという考える力がついたのだと思う。文章の書き方を習ってレポートを書いてきたら、文章が書けるようになっただけでなく、申し送りも自信を持ってできるようになった。また、考える力もついてきた。

(『看護学生の文章力を育てる』金芳堂刊　学生のレポートより)。

(3) 聞く能力と書く能力は連結している

書く能力が向上すると、聞く能力も向上する。筆者が「レポート・論文の書き方」の講義を始めて4回目を過ぎると、学生のレポートに良い変化が起こる。それまでは40人のレポート添削に8時間ほどかかっていたが、4回を過ぎると、添削個所が少なくなり、1〜2時間で済むようになる。

これは学生の聞く能力が向上していることを意味している。筆者は「書き方」を話している。これは学生からすると「聞いている」になる。書き方が上達したことは、聞く能力が上達したことを意味している。学

生は、聞き方がうまくなっている。学生らは、筆者が伝えた「考え方のパターン（型）」を聞く際にうまく利用している。

3. 学生は間違った教育を受けている

　人間は体験した記憶と言葉の記憶を持っている。しかし、これは整理されない状態のままで保存されている。学校教育では、それを整理する「考え方のパターン（型）」を生徒に教える必要がある。しかし、学校教育では教えていないし、生徒は学んでいないと考えられる。学生は間違った、書く・読む・話す・聞く教育を受けている。以下に根拠を述べる。

(1) 闇雲に作文やレポートを書いても文章力は向上しない

　ある学生の第1回目のレポートは、これを明らかにしている。

　■書くことは、船で海にこぎ出るようなもの
　　筆者は今まで、書くことは苦手であった。それは実習中に「書かなければいけない」という半強制的な印象が強くなっていたためである。しかし、自分の思いや感情を表現することは、本質的に好きであった。
　　今日、講師から「書くことにはルールがある」との説明を受けた。闇雲に書いていた筆者には驚きであった。読み手にわかりやすく伝える文章には、法則があったのだ。以前の筆者は大きな海に放り出された小舟のように漂流していた。舟をこぎ出すには、目的地と海図と羅針盤が必要だ。そして、舵を取る知識も必要である。ところが、筆者にはこれらが備わっていなかったのである。
　　これから、看護師を目指す筆者と、記録するということは切っても切れない縁である。それならば、記録という海へ漕ぎ出すための用具と知識と力を備えよう。今のこの気持ちを忘れずに、これからの授業を受けてみたいと考えている。
　　　　　　　（『看護学生の文章力を育てる』金芳堂刊　学生のレポートより）

(2) 多量に読書をしても、読解力は育たない

　小・中学校では、「朝読」と称して授業前の10分間読書が行なわれて

いる。子ども達は多くの本を読んでいる。しかし、読解力は育たず、本当に本を読めていない。子ども達は強制的に読まされている。本を読んではいるが、いやいや読んでいるのだ。

　看護学校に入学したばかりの1年生では新聞の「スポーツ欄と番組欄しか読まない」という学生がいる。読書の方法を知らないから読書を嫌っている。読書嫌いの原因は「読書の方法を知らない」である。

　しかし、筆者の講義を受けて「考え方のパターン（型）」を会得すると、「読む能力も向上した」学生のように新聞も本も読み始める。つまり、読解力を得ると読書が面白くなる。

(3) 日本語を話していても、うまく話せているのではない

　「人前で話をするのが苦手」という学生は多い。これも「考え方のパターン（型）」を話し方に応用すると克服できる。筆者の「レポート・論文の書き方」の講義を受けた学生が書いたレポートを紹介する。

■人前で話をするのが苦手を克服した

　近頃、人前で話をすることが苦痛でなくなった。入学後、クラスの人達の前で自分の考えを述べるのが嫌で嫌でたまらなかった。「何をどのように」話していいのか、頭の中が混乱してしまい、他の人に笑われるのではないかと常に恐れている自分がいた。

　最近の心境の変化はどうだろう。一つ、思い当たることがある。話をする前に必ず、話す順序、内容についてメモを作成し、それに沿って話すようにしているのである。このようにすれば「正確な内容を順序立てて話すことができる」と筆者は気がついた。

　小学生以来の苦手意識を多少なりとも克服できた。これは筆者にとってかなり大きな収穫だった。

（『看護学生のためのレポート・論文の書き方』金芳堂刊　学生のレポートより）

(4) 聞いていても、うまく聞けているのではない

　日本人には、起・承・転・結で物事を考えたり話したりする国民性が

ある。しかし、起承転結は、聞き手にわかりにくい構成である。起・承・転・結しか知らない学生は、話をうまく聞けているのではない。

　文章を書くための法則があるように、話を聞くための法則がある。文章構成が、◇△▽○の中のどれに該当しているかを考えながら聞くと理解が早くなる。「考え方のパターン（型）」を多く獲得すると理解力が増す。すると、聞き上手になる。

　起・承・転・結で始めた患者の話も、忍耐して聞けるようになる。かなり時間がかかっても、いずれ結末に届くことが予測できる。聞きながら全体の要約を助ける。話の後を振り返り、先を推測する聞き上手になる。

4. 心でする学習

　考えるのは心である。だから学習は心でする。これが全人的学習法である。書く、読む、話す、聞くは全て心でするものである。

　人間だけにある大脳新皮質は、精神系、運動系、感覚系で構成されている。そして、精神系には精神系だけをつなぐ特別な神経回路 A_{10} がある。この神経は、心の働きである意欲・情緒・知性を司る。A_{10} は中脳から始まる。そして視床下部の中を内側前脳束となって通る。

　視床下部には性欲、食欲、体温調節の三大中枢があり、人間の意欲はここで作られる。次に、A_{10} は大脳辺縁系にある記憶・学習の脳、攻撃力を出す脳、態度・感情の脳、行動力発現の脳へつ

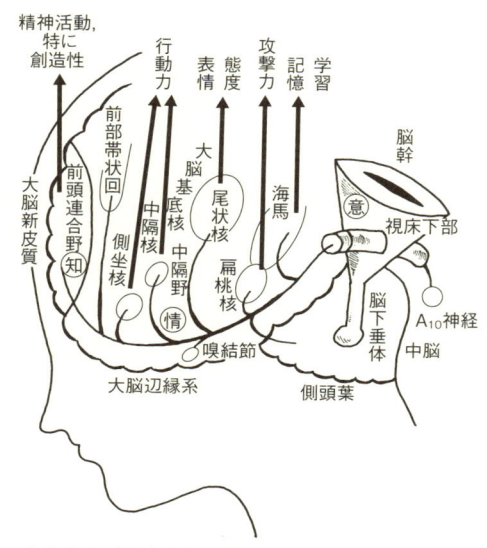

大木幸介『脳内麻薬と頭の健康』講談社　1988 より

ながっている。最後に A_{10} は、人間の知性と創造性の能力を発揮する前頭連合野とそれを助ける側頭葉、および前部帯状回へつながっている。

三分節法によって成功の体験をすると A_{10} が活性化されて精神系の働きが良くなる。その結果、脳全体の働きも気分も良くなる。こうして、書く・読む・話す・聞く能力が向上する。

実践課題

1．あなたはうまく書けているか考察しなさい。

2．あなたはうまく読書ができているか考察しなさい。

3．あなたはうまく話ができているか考察しなさい。

4．あなたは話をうまく聞けているか考察しなさい。

HANG AROUND ON THE WAY

頂上への道は何本もある

比叡山に登る京都側からの道は、叡山電車「修学院駅」から徒歩30分にある登山口、八瀬登山口、大原に行く途中の登山口、銀閣寺近くの登山口の4本ある。初心者向きから上級者向きの急な登り道までいろいろある。

全人的な学習法では、書く・読む・話す・聞くのどれから始めても、その一つを習得すると、ほかの能力も向上する。これは登山に似ている。どの登山口から登り始めても同じ頂上へ行き着く。　☞ p.61, 79

9章 「三分節法」で人生を変える

　8章に、三分節法の例文を紹介した。また、「書く」「読む」「話す」「聞く」は心の中で「考える」という共通点でつながっていることも述べた。本章では、三分節法を詳しく説明する。これは、人生が大転換するほどに画期的な文章構成方法である。この章では、まず、三分節法で人生が変わったという学生の体験を紹介する。そして、文章作法である「型」について述べる。

1. 三分節法は画期的

(1) 三分節法で人生が変わった

　「三分節法」という文章構成方法は人生を変えるほどのパワーがある。1999年、筆者の講義を受けた1年生のAさんの最終回レポートに「この講義を受けて、私の人生が変わった」という一文があった。どんなふうに変わったのかと、筆者は心で温めていた。約3年経って卒業の時、謝恩会に招かれた折「人生が変わったってどういうことですか」と聞いた。
　すると、Aさんは「私は小学校の時からずっと、国語の評価は5段階評価でいつも1か2だけでした。だから、自分は文章力がないもの、国語の能力はないものと諦めていました。ところが先生の講義を受けてから、それが変わりました。他の講義で、三分節法を応用したレポートを出したら、"きみは文章力がある"と、良い評価をされるようになりました。そして、それが卒業まで続きました」と言った(『看護学生の文

章力を育てる』金芳堂刊)。

　小・中学校9年間の義務教育に高校を足して12年間、彼はずっと正しく評価されなかった。しかし、三分節法という文章構成方法が彼の人生を変えた。彼は答辞を書いて、読んで卒業していった。これは、彼だけの特殊な体験ではない。文章力は、三分節法によって育てることができる。三分節法という文章構成方法は、「文章苦手意識」を克服する手段である。

(2) 三分節法で作文が楽しくなった

　筆者は2001年から2003年の間に、看護学生531人の意識調査を行なって、学生の90％以上に苦手意識があることを明らかにした。その後も、毎年300人程の学生に三分節法による講義を続けてきた。多くの学生は、「書けるようになった。書けないという劣等感が解消された」と、レポートに書いていた。

　2008年6月、ある学校で7回目の講義が終わった後、「先生に、どうしてもお伝えしたいことがあります」と、一人の学生が話しに来た。それは、三分節法が小学生にも役立つという話だった。

　「私には小学校3年生の子どもがいます。毎月1回、作文を書かなければならないのですが、書けなくて苦労していました。それで、私が4月初めに講義で知った、全体を3段落で1段落の中を3文で書く、三分節法を子どもに教えました。すると、子どもはそれが理解できて、作文が面白くなりました。作文の時間を楽しみにしています」。

2. 文章の基本「三分節法」を習得する

(1) 文章構成の全体を把握する

　まず、文章構成の全体を把握する。結論の位置から五つに分ける。
　聞き手と読み手からすると、両括型が最もわかりやすい。初めに結論があって、話が進んでいく。聞き手が結論を忘れた最後に、もう一度結論があるとわかりやすい。頭括型もわかりやすい。尾括型は起・承・

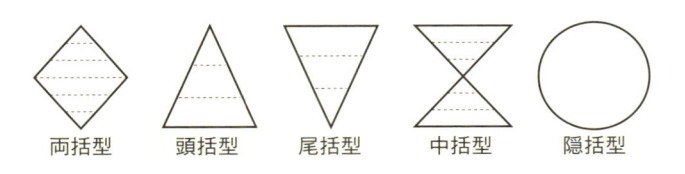

　　　　　両括型　　頭括型　　尾括型　　中括型　　隠括型

転・結で、わかりにくい。中括型はもっとわかりにくい。途中で結論があるのだが、まだ話が続く。何が言いたいのか疑問が湧く。隠括型は何を言いたいのかわからない、謎の文章である。

(2)「三分節」を基本にする

　完全な三分節法では、全体を3段落に、1段の中を3つの文で構成する。第1文に結論を書き、2、3文に根拠を書く。

　これを基本にする。場合により、これを変化して、二分節、四分節などにしてもよい。図のように、考え方のイメージを習得する。

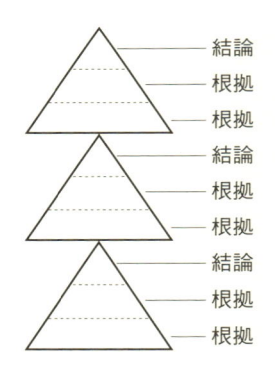

（図：結論―根拠―根拠／結論―根拠―根拠／結論―根拠―根拠）

(3)「三分節」の五つの分け方を習得する

　記述する内容から分類すると、基本的な考え方は歴史・分析・対比・問題解決・消去の五つである。歴史は、「過去・現在・未来」の時間の流れに沿った文章構成である。患者の「入院前の状態」「入院後、治療した現在の状態」「今後必要な援助」を書く。我々は時間の流れの中で生きているので、この構成方法が最も多く利用される。

　分析は、要素に分けた文章構成である。心は、知性・情緒・意志、看護の基本は、食事・排泄・清潔に分析できる。対比は、ナイチンゲール・ヘンダーソン・トラベルビーのように、対比して共通点や異なる点を明らかにする。我々は、問題解決を無意識のうちに行なっている。問題解決の基本は、問題・目標・実践・結果の四つである。だだし、これ

	1文 理由	1文 理由	1文 結論	1文 理由	1文 理由	1文 結論	1文 理由	1文 理由	1文 理由
歴史的構成	\multicolumn{3}{c}{過　去}			\multicolumn{3}{c}{現　在}			\multicolumn{3}{c}{未　来}		
分析的構成	知　性			情　緒			意　志		
対比的構成	ナイチンゲール			ヘンダーソン			トラベルビー		
問題解決構成	問　題			目標・実践			問題の結果		
消去的構成	複数の列挙			条件・消去			残りの選択		

には、実践の有効性の評価が必要で、五つになる。消去法は、複数の列挙・条件による消去・残りの選択の三つの段階をたどる。

(4) 落書き・グループ化・段落の構図

　課題が与えられたら、紙に連想ゲームのように思いついた言葉や文節を書き出す。できるだけ多い方が役立つ。次に、同じ仲間を集めてグループ化する。そこで、段落の構図（設計図）を作る。

　何もせず、あれこれと思いめぐらしていては堂々巡りで進展はない。時間だけが過ぎてしまう。頭の中の思考は表面的で、深まりがない。考えを文字に書き出すと、考えている内容が明らかになる。

　文章力のある人は、落書き・グループ化・段落の構図の作業を頭の中で、一瞬のうちに処理をして執筆し始める。これが苦手な人は、練習をすればできるようになる。こうして、文章力を育てる。

```
過去              現在              未来
苦手、わからない    わかった          字をきれいに
誤字、劣等感       三分節            よい成績
字が下手          結論を先に        評価
                 辞典を使う
```

(5) 「課題」に沿って、レポートを書く練習をする

『看護学生のためのレポート・論文の書き方』（金芳堂刊）には、各章の末尾に「練習課題」がある。筆者の授業では、こうした構成方法を用いたレポートを書く練習をする。

すると、学生は30分以内で原稿用紙1枚をスラスラと書けるようになる。「課題」が与えられると、文章が頭に湧いてくるようになる。しかし、このテキストを読んだだけでは、効果は少ない。実際に書く練習をすると効果が出る。

さらに、添削を受ける必要がある。これが、文章力を育てる。こうすれば、人生が変わる。「あなたは、文章力がある」という評価を受けることになる。やがて、クラスメイトに、また後輩に「文章指導」ができるようになる。

3. 型に入り・型を破り・型を出る

日本の芸・道（剣道、柔道、書道、華道、茶道、和歌、俳句、川柳など）には、「型（かた）」がある。松尾芭蕉（三重県伊賀上野市）の時代に、「型に入って型を出ない時は狭く、型に入らない時は邪道に走る。型に入り、型を出て、初めて束縛なく自在に心のままにいられる」という指南書があった。

型に入るのは「守」、型を破るのは「破」、型を出るのは「離」である。文章作法も「型」がある。型に入る「守」は、三分節である。公の教育で

文章作法達人への道

守（三分節）	
破（応用）	
離（還る）	文章指導ができる / 自分らしい三分節 / 文章力がある / 苦手意識を克服する / 人生が変わる

76

は、自由奔放な文章指導しかしていない。段落が整理されていない邪道の文章である。筆者はまず「型」を指導する。学生は三分節という「型」に従って小論文を書く。文章構成は「三分節でなければならない」ということはない。授業の回数を重ねると、学生は「破」の段階へ至る。テーマにより内容により、三分節の応用・発展の段階に至る。

　やがて、学生は己（おのれ）の文章構成法を会得する。「離」の段階である。「三分節でなければならない」という「守」からは解放される。文章苦手意識も克服される。終講の頃には、自分らしさのある三分節法に還る。次の引用文はこのことを端的に表している。

　「型に入り型に没入するということは一見個性を無視するかのようであるが、それは、恣意的（しい）な小我を取り払って自己超越し、その型から新しい創造的な個性を形成する、ということであった。……守・破・離といった自己習練の型もこれであった。」
（『教育史特殊研究』竹内明　佛教大学通信教育部　2008 p.212）

4．原稿用紙、使い方の邪道「あれこれ」

(1) １文で改行しない。これでは、段落が未整理である。最低３文で１段落にする。

```
１字あける
　　　私は、文章を書くことがものすごく嫌いだ
った。←ツメル
　「自分は下手だから、頑張って書いても意
味がない」と考えていた。←ツメル
　しかし、今回の講義では、「少しでもうま
く書けるようになる」と目標を設定した。
```

(2) 文頭に、読点［、］、句点［。］、綴じ括弧［)・」・』］は打たない。これは、学校教育で教えられていないことが多い。文頭に句読点やカッコがあると、見た目のきれいさに欠ける。

　文末に、開きカッコ［(］を使わない。原稿用紙の場合は、文字数を調節するか、一マスにカッコと文字を［(こ］のように書く。撥音の［っ・ゅ・ゃ］、カタカナの長音記号［ー］、中点［・］は、文頭に書いてもよい。また、撥音は［だっ］のように、文末の一マスに書いてもよい。

```
　授業では、30分で毎回、原稿用紙に書いた   ←枠外に打つ
前に講師が説明した注意点を思い出しながら   ←ここに打つ
、今まで一度も使ったことがない段落を付け
たりもした。授業中には国語辞典（電子辞書   ←ここに書く
）で、漢字を調べて書いた。
```

(3) 強調するカッコ文は、改行しないで段落の中にまとめる。改行すると、どこが段落の変わり目なのかわかりにくい。これは、文学の書き方である。三分節法という「型」からすると、邪道である。

```
　その結果、もともと文章の書き方を知らな
かった私の文章を書く力は、かなり改善され
た。文章を書くことに自信がなく、嫌だった。
だが、←ツメル
「この講義で勉強したのだから、私でも文章
が書ける」←ツメル
という自信を持つことができた。
```

78

(4) 改行して段落を作る以外に、原稿用紙のマス目を空白にしない。
　このような原稿用紙の使い方は、穴のあいたカメのようなものである。水が漏れる。

```
｜これらのことから、三分節でレポートを書
｜く授業は、嫌いや意味がないという考えを克
｜服する方法として効果的であると言える。 ←ツメル
｜この場合、講師はダメだと否定的ではなく、
｜肯定的な評価が望ましい。←人は認められて
｜意欲が湧くからである。
｜　　　　　　　　　　　　　　　　　　　　 ←ツメル
```

HANG AROUND ON THE WAY

世捨て？・山登り？

　京都市内の叡山電車の「修学院」駅から、歩いて30分の所に比叡山への登山口がある。比叡山は太古の昔に平地だった。それが隆起して標高848 mの山になった。頂上付近には平地にある花があり、小動物が棲んでいるのが証拠である。山登りをしていると、登山道でも会える。
　頂上付近で、秋には平地の湿地に自生するツリフネソウ、春にはカタクリの花に会える。秋の雨の日にサワガニが登山道を歩いていた。春に、つののある黒っぽいカエルに出会った。どちらも水辺の全くない所で、なぜ、生きられるのか不思議だった。彼らは、下界が住みにくくなって世を捨てたのか、あるいは、山登りが好きなのかなと考えた。

☞ p.71, 91

5. 原稿用紙を正しく使う

　正しい原稿用紙の使い方は、次のようになる。これは、四分節構成である。

```
　　　自己評価（授業後の意識変化）
　　　　　　　　　　　　　　　　氏名　○○○○
　私は、文章を書くことがものすごく嫌いだった。「自分は下手だから、頑張って書いても意味がない」と考えていた。しかし、今回の講義では、「少しでもうまく書けるようになる」と目標を設定した。
　授業では、30分で毎回、原稿用紙に書いた。前に講師が説明した注意点を思い出しながら、今まで一度も使ったことがない段落を付けたりもした。授業中には国語辞典（電子）で、漢字を調べて書いた。
　その結果、もともと文章の書き方を知らなかった私の文章を書く力は、かなり改善された。文章を書くことに自信がなく、嫌だった。だが、「この講義で勉強したのだから、私でも文章が書ける」という自信を持つことができた。
　これらのことから、三分節でレポートを書く授業は、嫌いや意味がないという考えを克
服する方法として効果的であると言える。この場合、講師はダメだと否定するのではなく、肯定的な評価が望ましい。人は認められて意欲が湧くからである。
```

9章 「三分節法」で人生を変える

　看護学生の最大の課題は「私の看護観」と「事例研究（ケーススタディ）」の執筆である。これは、三分節法を応用して書くことができる。『看護学生のためのレポート・論文の書き方』（金芳堂刊）に詳しく書いてある。1年生のうちから取り組む。学校で教科書として教えられていない学生は、何度も読み返して理解を深める。書いては、本書を読み返して参考にすると良い。

実践課題

1．完全な三分節法はどんな文章構成か。あなたの言葉で説明しなさい。

2．「読点、句点、閉じかっこを文頭に打たない」という原稿用紙の約束事を知らなかった人は、正しく理解し直しましょう。

3．正しい原稿用紙の使い方を確認しましょう。

10章 自己管理

(stewardship)

　自己学習には自己管理が必要である。スチュワードシップという言葉がある。steward の原義は、豚小屋（pigsty）の番人（ward）である。旅客列車の客室乗務員、晩餐会の世話人をいう。-ship は接尾語で、名詞につけて抽象名詞を作る。stewardship は家宰や家令、執事と訳される。これには、管理・経営・責任の意味が含まれる。

　人は、自分という人間の番人であり家宰である。人は自分を管理、経営し、そして全責任を負う。学習時間、睡眠時間を確保する。ストレスにならないように休息も取る。精神衛生、家計、健康、ストレスの解消、対人関係など、自己管理に心を配る。

　自己管理の基本要素は「知・情・意・健・経・社」の六つである（この考え方は小原國芳の『全人教育論』を基にした）。

1. 知（知識・知恵・知能・知性）の管理

　知は真理という価値を求める。「実るほどに頭を垂れる稲穂かな」という慣用句がある。「能力のある人ほど謙虚である」という意味である。ギリシア時代のソクラテスは「無知の知（無知の自覚）」を若者達に教えた。ソクラテスは、自分の知は「限定知・部分知」であることを自覚していた。「知ったか振り」は恥ずかしいことである。世界には膨大な知がある。「知らない」は恥ずかしくはない。「知らないのに知ったか振る」方が恥ずかしいのである。

　万葉の歌に、藤原道長の「この世をば我が世とぞ思う望月の欠けたるこ

とのなしと思えば」がある。望月は「欠けていない満月」である。「自分を満月だと思っていると滅びが来るぞ」という意味である。道長は、4人の娘を天皇家に嫁がせている。こうして藤原家の安泰を図った。自分だけが知っている知（秘密）は自慢したくなる。自分だけが知らない盲点は隠したくなるものである。欠けて小さくなっていくのではなく、少しずつ大きくなっていく三日月(みかづき)は謙虚の象徴である。無知の自覚は知の始まりである。ソクラテスは最大の知者と言われた。

2. 情（情緒・感情・心情・情操）の管理

　情は美の価値を求める。心は、知・情・意の三つからなっている。その一つ、情は喜び・怒り・哀しみ・楽しみなどで表わされる。情は古来、芸術の源とされてきた。文学、音楽、演劇、絵画、彫刻などは、情が生み出した賜物である。美しい曲は、時代を超え、民族、宗教を超えて心に響く。それは、情には人類共通のものがあるからである。音楽療法は情を共有するものである。

　人が、他者の人生の苦しみに共感するのは情の働きによるものである。また、同じような体験がある人は他者の苦しみに共感できる。このような人は、心の波長が合っている。体験は直接体験である時に共感度が大きい。それだけではなく、「このような人がいた。こんな話を聞いた」という、間接体験もまた有効である。間接体験は、聞いたり、本や新聞を読んだりして増やすことができる。（心打たれる）感動は、行動の源となる。他者の行動に心打たれ自分の行動が変容することを感化という。

　看護師は患者の心に感動を与える。看護師は、患者の行動を変容する感化の一翼を担っている。だから、人を援助する看護師は、人の心の情に共感できる必要がある。

　30年間、精神科へ入院していたSさんが60歳近くなってから、退院して独り暮らしを始めた。年末にヘルパーさんと大掃除をした。すると、今まで見たことがなかった虫が見つかった。Sさんは、なんて不思議な虫だろうと感動した。一緒に見てもらいたいと思った。そこで、紙に包んで、

通っていた病院のデイケアに持って行った。ところが、そこでは、Sさんの予想もしなかった言葉が返ってきた。

ケースワーカーのAさんは、「こんなもの持ってこないで！　捨てなさい。こんなことをしたら、支援しません」と叱った。同じワーカーのBさんは「自分の部屋の掃除ができたのね。えらいわね」と、Sさんが掃除をしたことをほめた。また、職員のCさんは「デイケアは静かに過ごす所だから、大声を出してはいけませんよ」と注意した。

しばらくして、Sさんは「もう、デイケアにはいかない」と、デイケアに通っているYさんに言った。筆者は、この話をYさんから聞いた。この少し前に、Sさんから「デイケアには行きたくない」と相談を受けていた。この理由が判明した。Sさんは、共感してもらえなかったからだ。毎日デイケアに通っているのに、わかってもらえなかったのだった。Aさんは、人間的な応対であるが、Sさんの思いを拒否している。Bさんは、一見、いい答えをしているようにみせているが、Sさんの思いを無視している。そして、ほめることにすり替えている。Cさんの言葉は、Sさんの思いから全くかけ離れた内容になっている。

Sさんが見たことのなかった初めて見た「虫」というのは、実はゴキブリだった。看護師には、長期社会入院していたSさんの心に共感できる、敏感な心が必要である。幼い子どもはよく「これなに？」と聞くことがある。長期に社会から隔離されたSさんには、この幼子の心が生きていたのである。人を援ける仕事をする人は、幼子の心が必要である。Sさんに共感して、キャーと驚いた後、「これはゴキブリという虫で、多くの人が嫌いで…」と説明したならばSさんは納得できたのである。

3. 意（意志・倫理・道徳）の管理

意は善の価値を求める。人間関係の道徳律に The Golden Rule（黄金律）がある。西洋では、キリストが言った「自分がしてほしいと思うことを人にしなさい」（『聖書』）がある。東洋では、孔子が言った「自分がされて嫌なことは、人にしない」（『論語』）がある。前者は積極的であり、後者

は消極的である。どちらも裏と表の関係で、どちらが優れているということはない。善を為すのは、自律的意志によるものである。借りた物は返却する。職場のボールペンや残り少なくなったサージカルテープは持ち出さない。借りた本を返却しなかったり、職場のボールペンを持ち出すのは、善に反する行為である。善を為す意志は使うと強くなる。理性を働かせて、意志を強くし、行動を起こす。そして善をなす。

4. 健（健康）の管理

　授業時間に眠ってしまうようなことのないように、自分に必要な睡眠時間を確保する。歯の健康にも気を配る。食べたら歯磨きをする。基本的に1日に3回行なう。虫歯は早期に治療する。1年に1度は歯科医にかかって、歯石除去を行なう。こうすれば長く自分の歯で食事をすることができる。標準体重の維持も大切である。風呂上がりに体重計でチェックする。（身長 − 100）× 0.9 以下は痩せ、以上は肥満である。肥満の人が増えている。これは自己管理ができていないことを意味している。

　嗜好品も気を付ける。コーヒーにはシュウ酸が多く含まれる。シュウ酸はカルシウムと結びついて腎臓結石や尿路結石の原因となる。飲み過ぎに注意する。肉食に偏ると、コレステロールが血管にたまり、動脈硬化が進む。植物性オイルと野菜もバランスよく食べる。

　喫煙は、肺癌、肺気腫、慢性閉塞性肺疾患の原因となる。喫煙習慣のある人は「ニコチン依存症患者」である。2006年4月から喫煙は治療する疾患の一つとして診療報酬の対象になった。日本たばこ産業（JT）の2007年調査によると、成人の喫煙者は男性が40.1％、女性が12.7％であった。12年連続で減少し過去最低だった。タバコを吸って肺癌にならないのは、100人に1人ほどのごくわずか一部の運のいい人だけである。飲酒もほどほどにする。翌日の勤務時間に酒の匂いを漂わせるような深酒をする人は「アルコール依存症患者」である。癌は死亡原因の1位である。

　慢性病や生活習慣病にも気を付ける。1万人に1人から100人に1人程度発症する病気が多くある。甲状腺の病気、膠原病、てんかん、腎臓病、

糖尿病、リウマチ、統合失調症などと向き合わなければならないこともある。

　感染症には特に気を付ける。血液や排泄物に触れる機会の多い仕事では、細心の注意が必要である。2006年には、ノロウイルスによる感染性胃腸炎が猛威をふるった。血液で感染するＨＩＶ、Ｂ・Ｃ型肝炎、汚物から感染するＭＲＳＡ（耐性黄色ブドウ球菌）、風疹、麻疹もある。看護師は、自分の命は自分で守る気構えが必要である。

　心の健康（精神衛生）も自己責任である。仕事にやりがいがある。自己の存在価値が認められている。生きがいがあって、自尊心も保たれている。そうして幸せでいる。金のかかる方法でもなく、酒に逃避するのでもないストレスの解消方法を持つ。散歩やハイキング、趣味などで創造的にストレスを解消する。ボランティアもストレスの解消になる。

　余暇・休息・遊びがある。遊びは余裕である。遊び心のある人は、魅力的である。輝いて見える。広い知識、豊かな感性のある人は、何かを教えてくれる魅力を持っている。

5. 経（家計）の管理

　親元から通学している学生でも、授業料はどれくらいの額なのか、交通費はどうなのか。食費はどれくらいかかっているのか、概算で知っておく。仕送りを受けて独り暮らしの学生は、家賃から食費、学費、その他の諸費用を一人で管理する。また、働きながら学んでいる学生は、収入から支出まで一切の費用を賄う。全てを自己管理し、責任を負う。預貯金もまた必要である。消しゴム一つ、ノート１冊の代金でも管理の対象である。

　浪費（競馬、パチンコ、サッカークジなど）は、自己管理能力のないことの証である。このような人は、他者の自己管理を指導する資格がない。まずは、自己管理を正す。

　教育費は、未来への投資である。現在も未来もリターンがあるかどうかはわからない。しかし、能力への投資がなければ、リターンの可能性はない。どのような果実が実るかわからないが、教育費は未来の人生への投資

である。

6. 社（社会交際）の管理

「社交」は社会交際、人付き合いである。孤島に一人で生活するのではない限り、人付き合いはうまくする必要がある。近所付き合い、学校での対人関係、仕事場での付き合いなどいろいろある。特に、学校でのグループワーク（リーダーとメンバー）では、良好な人間関係を保つ必要がある。リーダーを引き受けた時には、自律し過ぎずにメンバーに協力を求める。メンバーになった場合には、リーダーを支える。こうして、自律と他律を調和させる。調和、協調、協力はチームワークに必要である。

人間は母の胎内から裸で独りの存在者として出てくる。そして、独りの存在として死んでいく。人間は孤独な存在である。だから、独りでいることに、自信と誇りが必要である。このような人は、グループ内にいても良好な人間関係を作る。

「わたしメッセージ」と「あなたメッセージ」という考え方がある。良好な人間関係を築くのは「わたしメッセージ」である。「わたしはこう考える。わたしはこうしてほしい」と自己を開示して「わたしメッセージ」を送ると、相手は受け入れやすい。反対に、「あなたは悪い。あなたは早くしなさい」と攻撃的な意味のある「あなたメッセージ」を送ると、相手は受け入れられなくなる。

肯定的評価をされると、人はうれしくなる。反対に、否定的評価されると人はやる気をなくすものである。「できたね」と「ほめる。支持する。共感する」のは肯定的評価である。これによって人の行動が変容する。

レフレイミング reframing（組み立て直し）という考え方がある。言葉には二面性がある。他人の欠点は目につきやすいものである。そのため、我々が日常会話で使用している言葉は、どちらかというと否定的・消極的表現が多くなる。この表現では、相手の人格を否定することになる。2005年から、看護記録やカルテなどの医療情報は原則開示となった。患者の人格を尊重した表現にするために、看護師は記録する際にレフレイミング

（組み立て直し）が求められている。

否定的・消極的表現	→	肯定的・積極的表現
人の欠点がよく見える	→	観察力がある
対人関係が不器用	→	根が正直である
感情を出さない	→	慎重である
思ったことを素直に言えない	→	慎重である
緊張していることが多い	→	いつも正しい行動をしようとしている
一から十まで言う	→	几帳面である
大ざっぱ	→	こだわらない
消極的	→	慎重
暗い性格	→	考えが深い
おっとり	→	物事に対して落ち着いて行動する
あきやすい	→	切り替えが早い。立ち直りが早い
しつこい	→	物事を深く考えている
盗った	→	断りなく使った（食べた。持っていった）
〜ができない	→	〜の助けが必要
理解が悪い	→	ゆっくり考える
わがままだ	→	自分の考えだけで行動する

7. その他の管理

(1) 総合計画

　　1日、1週間、1ヵ月、1年の計画を立てる。そして人生設計（ライフステージ）を持つ。ただし、これはあくまでも予定である。計画通りに人生を生きられるとは限らない。病気や事故に遭うこともある。若くして終わりになることもある。筆者は5歳から重症筋無力症と向き合って生きてきた。カレッジの心理学の講義で「人生設計」を求められたが、「人生設計は作れない。薬を飲まないと力がなくなる。呼吸もできなくなる。筆者の命はどれくらいあるのかわからない。いつ、呼吸困難になって死ぬかわからない。確かなことは、1週間か、1ヵ月、1年先までである」と書いて提出した。そうして、生き延びてきた。

こんな過去を振り返って、「生かされてきた人生」と考えている。大きな交通事故に遭った時にも、病気が進んで呼吸困難になった時にも死ななかった。入院中にお金がなくて困った時にも必要なだけ届いた。50歳から看護学校で講師の仕事を得てから、果たすべき使命があると考えるようになった。

(2) **独身の学生は、仕事と学校の両立に努める**
　働きながら通学する学生は、家と職場と学校の三つを往復する生活になる。ほとんど自由になる時間がなくなる。一般の人と生活パターンにすれ違いがでて、余裕（遊び）のない生活が続くと、息が詰まるようになり、孤独を感じ始める。仕事と学校の両立には困難が伴うものであるから、この問題にきちんと立ち向かって処理する。学びの目的を確立する。

(3) **家族のある学生は、仕事・学校・家庭・子育ての４立を図る**
　学生で勤務し、主婦で子育てをして、と一人で４役を担っている学生もいる。学業と勤務と主婦の４立の秘訣は、家族の協力を得るという点にある。祖父母、父母、パートナー、子ども達の協力によって、学習時間が確保可能となる。

(4) **優先順位を作り調節する（優先と消去）**
　毎週、１週間の自己学習スケジュール表を作る。実践して、優先順位を調節する。予習と復習を何時間する。何の科目のレポートをいつまでにする。テスト勉強を何日からいつまでする。このようにして、積極的に学びを深める。スケジュール表の達成した課題は消去していく。

(5) **休息の時間も確保する**
　オーバーワークでは、疲れて限界が来る。休みの時間で英気を養う。１週間の終わり、土曜日を自由に使える時間、休息の時間にする。こう

して無理のない計画にする。1日中横になっていてもいい。公園や川岸の散歩でも、近くの山歩きに出てリフレッシュしてもいい。酒やカラオケは、金がかかるし、健康的とは言えない。

(6) 自己中心と他者中心を調和する

　子どもの精神の成長発達は、まず、自己中心的な内容から始まる。「これちょうだい」のように自分中心的である。これが育った後で、「これあげる」という他者中心性の考えができるようになる。一般的に子どもは9歳頃から自己中心性と他者中心性の調整ができるようになる。これは3歳の自我の目覚め、9歳の自我の成長、15歳の自我の成熟、以後の自我の円熟と対応している。

　筆者は「レポート・論文の書き方」の講義で「他者の立場から自分を考察しなさい」という課題で学生にレポートを求める。すると、次のように未熟な人格の内容のレポートが目につく。ある学生は、学校から帰ると母親が夕食を作ってくれている。しかし、「これは食べない。金をくれ」と言って外食してくる。また別な学生は、「これは嫌い」と言うと、母は好きなものを作り直してくれるという。これは自己中心性が卒業できていないことを表している。これは高卒の18歳の学生にこの傾向がある。

　看護は、他者の立場になってする仕事である。看護学校3年間のうちに、自己中心性を卒業し、他者中心性を獲得して、両者の調和を図れるようにする。そうしたならば、「何かしてほしいことはありませんか」と患者の立場にたった良い看護を行なうことができる。

(7) 人間性の管理

　ある看護学校の講師室で、講師として来ていた医師と学生の学力低下の話をしていた時のことである。筆者が「学力低下の要因には、週5日制やカリキュラムの削減などありますが、最も大きな原因は、IT関連の機器が発達普及したことにあります」と説明すると、その医師は筆者

10章 自己管理

の話を遮るようにして、職場での出来事を話し始めた。

4月の初めに、病院で新しく採用した看護師・薬剤師・事務などの職員に15分程の話をした。するとすぐに、最前列に座っていた女性が机に伏して熟睡を始めた。終わってから、どうしたのか尋ねると、謝る様子もなく、夕べ遅かったと言った。彼女は、薬科大学を卒業した薬剤師である。「初出勤する人は緊張感を持っているものなのだが……」と、言って話を終えた。

筆者が、「彼女はインターネットをしていたんじゃないでしょうか」と言うと、医師は「確かに、インターネットをしていると、2、3時間はあっという間に過ぎてしまう」と言った。パソコンゲームやインターネットをしていたか、あるいはテレビかDVDを見ていたのだろうと、共に納得した。IT（情報技術）機器は進化し、魅力的なものとなっている。これによって、インターネット、テレビやゲームなどの依存症となる若者は益々増えると予測される。

Hang around on the way

登山とストレス解消

比叡山には八瀬からケーブルカーに乗れば10分で8合目まで行ける。その後、頂上へは1分でロープウェイが連れて行ってくれる。しかし、筆者はストレスの解消と健康管理を目的に、比叡山には自分の足で登る。

重症筋無力症が落ち着いてきた50歳頃に自分の足で登ることを試した。30分で登れる大文字山や鞍馬山から始めたが、登り3時間の比叡山は筆者の体力の限界の山だった。初めての登山の途中で心臓がドキドキした時には心配だったが、休みやすみ進んだら登ることができた。

標高848mから見渡す世界は、地球の大きさを教えてくれる。やはり、自分の足で登ると、「やった」という達成感を味わうことができる。下りは楽である。「さあ、またがんばろう」。疲れが心地良い。

☞ p.79, 98

学力低下の問題は、単なる学力低下ではない。人間性が低下する重大な問題である。昼間に起きて活動できるように、必用最低限、夜間に睡眠をとる。こうして、人間性の自己管理に努めることが大切である。

実践課題

1．あなたは知ったか振りをしていないかどうか考察しなさい。

2．あなたは、ほかの人への共感がうまくできているかどうか考察しなさい。

3．あなたは、道徳的に考えて反省すべき点がないかどうか考察しなさい。

4．あなたの健康に良くない習慣（喫煙・飲酒など）について考察しなさい。

5．あなたのお金の使い方について無駄がないかどうか考察しなさい。

6．あなたは、自己中心性が卒業できたかどうか考察しなさい。

7．その他、あなた自身の管理において改善すべき点を考察しなさい。

11章 心の癒し

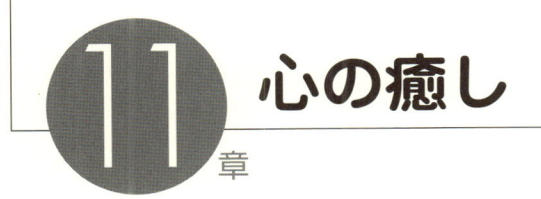

(バランス感覚)

　物事には二面性がある。どちらかの極に偏った時にもう一方の極を捉える。すると、偏りを修正できる。例えば、消極的に偏っている時には、もう一方の極は積極的である。しかし、無理して積極的になる必要はない。消極的は慎重という良い面がある。積極的には軽率という面がある。こうして、バランス感覚を養う。達成目標を明らかにする。そして、問題解決に取り組み、解決へと努力する。こうすると希望が見えてくる。

1. 劣等感 complex の克服（優劣のバランス）

(1)「字が下手」の克服（上手と下手のバランス）

　劣等感の一つに、「字が下手」がある。文字は少し大きめに書く。手書きの場合、小さく書くと字のバランスが悪くなる。原稿用紙の場合は、マス目の中に少し大きめに書く。そして、ゆっくり書く。文字の縦線と横線は、原稿用紙の縦横に対して、並行または垂直に引くと丁寧な字になる。白紙の場合は、鉛筆で薄く線を引くか、あるいは定規を当てて書く。すると、行（ぎょう）の整った、文章を書くことができる。字を書くのが苦手な人はこれでかなり克服できる。

(2)「文章が書けない」の克服（文章力があると無いのバランス）

　文章力は教育可能である。「書けない」という劣等感も克服できる。『看護学生のためのレポート・論文の書き方』（金芳堂刊）で学ぶと克服できる。筆者の講義を受けた学生のレポートを紹介する。

■頭の中に文章が浮かんでくる

　筆者は、この講義を受けるまでは、文章を書くことにとても劣等感を持っていた。文章を書くことに慣れておらず、いつも期限に追われて、提出に間に合うことだけを目的にしていたように思う。後で読み返してみても、読みづらくて結論が全くわからない文章だった。

　論文の書き方すら知らなかったので、この講義はとても参考になった。特に三段落構成や、読点の使い方は勉強になった。文章を常体で書くということも知らなかったので、改善できてよかった。

　講義を終えて一番変わったと実感できることは、文章を書くスピードが速くなったことである。今までより、頭の中に文章が浮かんでくるようになった。他者に自分の文章を自信を持って読んでもらえるようになるまで、もっとたくさん文章を書き、勉強していこうと考える。

（学生のレポートより）

2. だめな人間 useless の克服（だめと優秀とのバランス）

　自分がだめな人間だと考えるのは、優秀な人と比べて自分が劣っていると価値判断するためである。これは、他者と比べる偏差値重視や相対評価による教育を受けた結果である。確かに、社会は競争原理で成り立っている。能力や実力で給料や仕事の内容と地位の序列がつく。

　評価には個人内比較による評価がある。過去の自分と現在の自分を比較する。すると、何らかの成長や進歩が確認できるものである。いわゆる絶対評価（到達度評価）である。

　こうすると、自分はだめな人間だという問題は克服できる。「99の良い点があっても、1つの欠点のために許されない人がいる。99の欠点があっても、1つの美点のために許される人がいる」という言葉がある。上には上があり、下には下がある。しかし、「天は人の上に人を造らず、人の下に人を造らず」である。だめな人間は一人もいない。こうして自尊心を回復する。

3. 諦め resignation, give up の克服（諦めと拘りのバランス）

諦めの対極は拘りである。両極端は共に不健康である。「逃避、ギブアップ」の諦めばかりでは何の進歩もない。一方、拘って同じ失敗の繰り返しばかりでは変化がない。要はバランス感覚である。ある時には仕方がないと受容し、決断する。また、ある時には、徹底的に取り組む。こうして、諦めを克服する。

4. 冷笑 cynicism の克服（冷笑と知を愛するのバランス）

冷笑シニシズムは不健康である。白け。あざ笑う。無気力・無感動・無関心。やる気がなくなる。「どうでもいいや」と投げ遣りになる。

これらの対極は愛である。ギリシア語の philosophy（哲学）の原意は「知恵を愛する」という意味である。学問や知識、知恵に対する愛がシニシズムを克服する秘訣である。

5. 虚無 nihilism の克服（虚無と現実のバランス）

ニヒリズムは虚無と訳される。伝統的な既成の秩序や価値を全て否定し、生存は無意味とする思想である。これには無意味な生存に安住する「逃避（引き籠り）と、既成の文化や制度を破壊しようとする攻撃（染髪・ずらして穿くGパン・暴走）の態度がある。虚無と現実のバランスを取って、極端を克服する。

6. 懐疑論 skepticism の克服（懐疑と信のバランス）

疑い深いことをスケプチシズムという。容易に信じない。物事を悪い方に推察する。ありのままや言われたままを信じず、不審に思う。間違いではないかと疑う。このようなことは多くの人が体験する。

疑う能力が弱いとマインドコントロールされ、騙される。だから、疑うことは良い面もある。疑い過ぎてもいけない。これを克服するには、全てのものを識別する能力を養う必要がある。懐疑論の対極は信ずることであ

る。良いものと悪いものを区分けして、悪いものは疑い、良いものを信じる。こうして懐疑論を克服する。

7. 苦難の意味を見つける

　苦しいことや辛いことに意味を見つける。すると、苦難を克服できる。このことを「苦難の意味付け」という。「かわいい子には旅をさせよ」ということわざがある。苦しみは人格の成長のための天からの試練である。自然はこのことを教えている。例えば、イチゴは1年中暖かい地方で栽培したら、花芽がつかない。寒い冬を通り越すと花を咲かせ実を結ぶ。人間も同じである。試練を通ることによって、品性という花が咲く。

　看護師は、自分の苦難とその意味を確認しておく必要がある。苦難にある患者を援助するためである。自分の苦難の意味を見つけることができない看護師は、患者の苦難の意味を見つける援助はできない。ピアノを弾けない人が、ピアノを教えることができないのと同じである。バランス感覚を養って心の健康を保つ。

8. 燃え尽き症候群の克服

　燃え尽き症候群（burnout syndrome）に似た言葉に、無気力症候群（apathy syndrome）、五月病（May disease；freshman's apathy syndrome）がある。これらの共通点は、「心のエネルギーが消耗している」である。心は常にエネルギーの補充を必要としている。技術の粋を尽したメカニズムを持つ自動車でも、走り続けるためにはガソリンの補充が必要である。優れた頭脳があっても、心のエネルギーを補充しなければ学びは続かない。前に進めなくなる。どこかで「エンスト」することになる。

　消耗の原因はいくつかある。子どもでも「小さい大人」を演じ続けると心が消耗する。筆者の子どもが4年生の時に通っていた小学校に、学習塾、ピアノ、水泳、英語塾などに放課後毎日通っているクラスメイトがいた。夜寝るのは深夜12時だということだった。5年時にクラス替えがあった。6年時に不登校の噂があった。卒業文集でわかった。6年生はみんな「で

す。ます」の敬体文で子どもらしい心の豊かな文章を書いていたが、この子だけは、「である」の常体文で書いてあった。まるで高校生が書いたような内容で、不健康な印象の文章だった。この子は大人を演じていた。子どもらしさを体験しそこなって、心のエネルギーを消耗したのだろう。

学生が心のエネルギーを消耗することをステューデントアパシーという。入学だけを目的に勉強に励んだ人はこの傾向にある。この学生は目的を達成したことによって、心の全てのエネルギーを使い果たした。補充をしなかったから人生の途中で「エンスト」してしまったのだ。

社会人となって働く看護師にも、燃え尽きる人がいる。競争原理、上司による主観的で偏った評価、安い賃金、充分なスタッフがいない職場、多すぎる深夜勤務、胸の内を相談することができない組織体制などの劣悪な労働環境では、心のエネルギーが消耗する。

2008年1月15日の新聞によると、東京女子医大の金井パック雅子教授は2005年、日本の看護師6,000人の意識調査を行ない、外国の調査結果と比較した。その結果、日本の看護師の58％が「燃え尽き」と答えた。60％が現在の仕事に満足していない。40％近くが退職を希望していた。約30％だけが仕事に充分なスタッフがいると答えた。看護師と医師の関係が良好と答えた看護師の割合は、欧米で80％以上だったが、日本は63％だった。

挫折しないで問題解決に取り組み「さあ、やろう」と意欲がある人は、心のエネルギーを何らかの方法で補充している。燃え尽き症候群を克服する秘訣は、何らかの手立てによって心のエネルギーを補充することにある。筆者は「与えることによって与えられる」という対人関係に「心のエネルギーの補充」があると考えている。

バランス感覚の獲得は人格の円熟である。患者を含め多くの人々はこのバランス感覚を持ち合わせている人は少なく、偏っている。看護師は、このような人に看護（援助）を提供する。看護過程では、良好な人間関係を築くことを求められる。

看護師がこれらのバランス感覚を学生時代に得ることができたならば、良い看護を提供できる。学生には基礎科目の充実が必要である。

実践課題

1．あなたが心の癒しを必要としている問題を一つ取り上げて考察しなさい。

HANG AROUND ON THE WAY

　　おほけなく　うき世の民におほふかな
　　　わがたつ杣に　すみぞめの袖

　これは百人一首の95番目に選ばれた前大僧正慈円（さきのだいそうじょうじえん）のうたである。杣（そま）は比叡山をさす。
　「身分不相応な願いだが、辛いことの多いこの世の人々に覆いかけたい。比叡山に住み始めてから着ているこの法衣（ほうえ）の袖を」と、法（仏の教え）の力によって天下万民を救おうという抱負と重責をうたっている。
　785年の奈良時代、最澄（さいちょう）は比叡山に一乗止観院を開いた。その後、中国の唐に渡って研究し、帰ってから天台宗を始めた。すると、比叡山周辺の寺が天台宗に改宗した。最澄の死後、嵯峨天皇が名称を延暦寺に変えた。
　比叡山の北側にある延暦寺の西塔付近には、ツリフネソウが群生している。9月から10月が見頃である。ツリフネソウはホウセンカの仲間で、湿った土地を好む1年草である。毎年花をつけ種を落とす。翌年発芽して花を咲かせる。こうして、幾千年かを生き延びている。東側の日当たりが良くて、人通りの多い所では、年々姿を消してきている。折り取られた枝を見ることが多かった。1個だけ見たあのツリフネソウの後には10年間、花を見ることはなかった。

☞ p.91, 104

12章 適性を身に付ける

　筆者は1年生の「論理学（レポート・論文の書き方）」、2年生の「教育学」の講義を受け持っている。講義を進めていくと、学生らが抱えている様々な問題が明らかになる。すると、レポートの中で「自分は看護師に向いていないのでは？」と、自分の適性に疑問を抱く学生が現われる。

　筆者は「問題を改善するという本人の気構えと努力があれば、向き不向きはない」と考えている。問題を抱えているのは、学生に責任があるのではなく、正しい教育が行なわれていないことに原因がある。問題点を明らかにし、それを克服したならば看護師として成功する。筆者の講義が進んでいくと、学生らは問題を解決していく。

　問題を抱えたままでいると、学習意欲が衰え学力の低下をもたらす。解決すると、心の中がすっきりして健康になり学ぶ意欲が湧き、学力が向上する。こうして看護師としての適性を身に付けていく。この適性とは、問題を解決して新しい職場に適応していく能力である。

1．不安の克服・孤立や逃避の克服

　実習では行ったことのない場所と全く知らない人達の中に入っていく。誰でも未知の体験には不安を抱くものである。「案ずるよりは産むが易し」ということわざがある。やってみると思っていたよりもやさしいことがよくある。

　未知の世界は誰でも怖いものである。噂を聞いて恐怖心を抱くのではなく、チャレンジ精神で、大きく成長するチャンスだと前向きに考える。先

輩達もみな同じことを体験して乗り越えている。「仲間がいる、一人じゃない」と勇気を奮い立たせて実行する。充分に事前学習して備えをする。失敗を恐れない。失敗をしてもやり直す。次の目標に立ち向かう。

◎孤立や逃避の克服

　８％の学生は、自律型を行き過ぎた孤立型、他律型を行き過ぎた逃避型、自律と他律の不調和型である。自分の問題を自覚して、３年間のうちに自分の傾向とうまく付き合えば、欠点とうまく付き合えるようになる。すると、看護の業務を遂行できるようになる。

　孤立の原因は、「相談しない。聞かない」にある。「聞く」は、コミュニケーションのきっかけとしても有効である。だから、勇気を出して聞く。逃避の原因は、「楽（らく）な方に逃げる」にある。ほおっておいても誰かがやってくれるという依存心がある。とにかく、目標を作って、できることから実行する。そして責任を果たす。自律と他律の不調和の原因は、行き当たりばったりに、気分で行動することにある。これを反省して、常に一定した考えで行動する。これらを実践すれば、やがて問題が改善する。

2. 反抗期の卒業・抑圧からの解放

　「教育学」４章のレポート課題は「自分の反抗期は卒業できたか」の考察である。おおよそ、25％（10人）は反抗期を卒業していない。つまり人格的に未熟のままである。反抗期は自我の目覚め（３〜５歳）、成長（９〜11歳）、成熟（15〜18歳）の時期である。高卒者の４人に１人はまだ反抗を続けており、自我が確立していない。また、20歳を過ぎてもモラトリアム（先延ばし）の若者がいる。自分は何者なのかわからず、何がしたいのか決められない。これを理解できれば、自己洞察が深まる。３年間のうちに反抗期を卒業できるようになる。すると、対人関係が良くなる。反抗的な行動に出る患者に対して、冷静に対応できるようになる。

12章　適性を身に付ける

◎抑圧からの解放

　自我は目覚めた後成長し、成熟する。これはアイデンティティーの確立と言われる。この過程では、子どもは親に対して自我を主張する。親は子どもの反抗を受け止める。そして子どもの自我が確立する。ところが、親の誤った対処のために、自己主張できないままに子ども時代を送ってしまった学生がいる。これは自我の抑圧である。この抑圧は固い殻のようなものである。学生らは抑圧という方法で自我を護ってきた。

　抑圧という対処方法をとる学生は、我慢し自分の考えや意見を主張できないので対人関係が苦手である。筆者の「教育学」5章ではこの問題に取り組む。「子どもは小さい大人ではない」。しかし、彼らは何らかの理由で「いい子」を求められて、反抗せず小さい大人を演じてきている。

　レポート課題は「子ども時代の考察」である。レポートに書いて自己を開示していくと、洞察ができる。すると、抑圧してきた真実の自分と出会う。文章化によって抑圧という殻を打ち破る。ヒヨコの孵化やチョウの羽化時には捕食者の攻撃という危険が伴う。しかし、リスクがあっても、成長や成熟という価値がある。殻を破って自我を成長させ、人格の成熟を目指す。こうして、抑圧を克服する。すると、人間関係も良好になる。

3. 文章苦手意識の克服

　90％の学生は、文章の苦手意識という問題を抱えている。文章の苦手は、100％克服可能である。1年生のうちに『看護学生のためのレポート・論文の書き方』（金芳堂刊）で学んで、3年間で文章力を育てる。すると、書けないという劣等感が解消する。

4. コミュニケーションの苦手を克服

　学生の25％は対人関係が苦手と感じている。原因は、これまで述べた、問題解決の態度、文章の苦手意識、知ったか振り、反抗期が終わっていない、自己開示ができない、借りたものを返さないなど、多くある。筆者の

「教育学」では、これらの問題に取り組む。

　学生は「論理学（レポート・論文の書き方）」と「教育学」で 15 回ずつ合わせて 30 回のレポートを書く。すると、学生は自分の性格の傾向を知り、長所も短所も受け入れるようになる。自分以上でも以下でもない、等身大の自分を見つける。自分の存在価値に目覚める。すると、自尊心が湧いてくる。自分に自信が持てるようになる。

　自分自身とうまく付き合えるようになると、他者とうまく付き合えるようになる。自分の欠点を受け入れられるので、他者の欠点をも受け入れることができる。こうしてコミュニケーションの苦手を克服する。

5.「借りパク」の克服・知ったか振りの克服

　アメリカでは成人全人口の 100 人に 1 人（230 万人）が刑務所にいる。日本では、借りたものを返さない「借りパク」や万引きが、小学生から大人まで全国的に蔓延している。原因は道徳教育の欠如にある。看護学校でも学生は図書室の本を無断で持ち出している。ある図書室では学生数のおおよそ 40％にあたる量の本が紛失した。学校では、全学生が代金を負担して紛失した本を補填している。借りパクは盗癖である。彼らは三つの意味で盗みをしている。一に学校から、二に持ち出していない生徒から、三に自分自身の良心からである。

　持って行って返却するのが恥ずかしかったら、郵便で送る方法もある。切手を貼ってポストに投函すれば、差出人の名前を書いていなくても届けてくれる。自分の所有物でないものを持つのは盗みである。このことは、いつまでも心のわだかまりとなって残る。このもやもやとした思いが、学力の低下をもたらす。転居などで友達から借りたままで返せなくなっている物は、大切に保管する。そして自分への戒めとする。この分は、寄付や募金、ボランティアなどで償う。こんな償いの生き方をすれば、借りパクから護られるようになる。

◎知ったか振りの克服

　筆者は2年次の「教育学」(『看護学生のための教育学』金芳堂刊) も担当している。テキストの1章のレポート課題は「あなたの無知の知を考察しなさい」である。無知は「知ったか振り」、無知の知 (無知の自覚。知ったか振らない) は謙虚である。あるクラスでは60％の学生が「知ったか振りをしている」とレポートの中に書いていた。

　これは小学生からずっと続いている。「知らないことが恥ずかしい」「知らないと言うと仲間外れにされるのがいやだから」が理由である。ところが、レポートには、「知ったか振りをしたことが後でバレて却って、恥ずかしい思いをした」とあった。それでも知ったか振りは、看護師になってからでも続いている。知ったか振りは医療ミスの原因の一つとなっている。

　新人看護師は「わかりません」「できません」が言えないという。先輩看護師に「学校で習ったからできるでしょう？」と言われて、つい、「は、はい」と言ってしまった学生がいた。実はできなかったのだった。困ってしまって、後で正直に言って解決したのだった。知らないことが恥ずかしいのではなく、知らないのに知ったか振りをする方が恥ずかしいのである。

　『看護学生のための教育学』で学習すると、知ったか振りは克服できる。自分ができない、知らないことをレポートで自己開示する。ヒントは、自己開示の練習である。こうすればこの問題も克服できる。

6. 看護観を見つける

　筆者は「論理学 (レポート・論文の書き方)」の講義で、「私の看護観」のレポートを求める。大多数の学生は、家族や自分が入院したことがあるなど看護師を目指すようになった体験を持っている。ところが、「私には看護観がない」という学生が何人かいる。筆者は、「患者にどんな看護を提供するか」という視点の看護観の根拠となる学生の体験を求めている。看護を広く考えると、母親の育児も看護である。例えば、子どもが熱を出

して家で寝ていて、親が家にいない場合、子どもは不安になる。しかし、親が家にいて寝衣の着替えや冷たい飲み物の用意をしてくれると安心できる。親が近くにいるだけでも安心して休める。こうした体験からでも「見守る看護」という看護観が書ける。

　「看護観がない」というのは、体験がないと同じである。看護観がなければ、患者の思いに共感できない。単なる業務をこなすだけの看護になる。これでは、実践科学である看護学を学ぶ者としての適性に欠ける。看護学は実践科学である。体験と理論（看護観）を結びつける努力をする。

Hang around on the way

温暖化は比叡山にも

　地球温暖化による気候変化は比叡山でもわかる。1990年頃までは、頂上付近の北側でスキーが楽しめた。その後、雪はスキーができるほどには降らなくなった。ケーブルカー駅から少し上にあるスキー場には、残骸のようにリフトも貸しスキーの建物もそのまま残っている。ゲレンデは草が一面に茂っている。

　秋には、キリギリス、コオロギの歌が聞こえる。ススキ林の中に、リンドウやセンブリの花を見つけることができる。

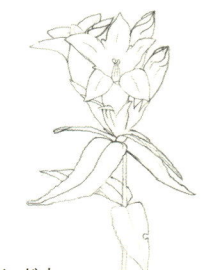

　かなたの街並を見下ろしながら、ハイカー達が腰をおろして食事をしている姿を見ることができる。

☞ p. 98, 108

リンドウ

7. 再チャレンジの道
(1) 新卒1年未満看護師の退職

　新卒1年未満看護師の退職者が増えている。新卒の採用者数1,000人の10％（100人）が1年以内で辞めていると新聞報道があった。

　一般に、職業人は職に就いてから、基礎教育をもとにして働きながら、より高い専門技術を習得するものである。教師も基礎教育をもとに教えながら研究する。看護師も援助しながら、技術を高める。基礎科目の講師をして学生のレポートを見ていると、新卒者が1年以内で辞める理由は、次のことが考えられた。

①適性を身に付けられなかった

　この適性とは、これまで述べた「様々な人格的問題を克服して職場に適応していく能力」である。3年間の看護基礎教育で身に付けられなかったのだから、学生は、新しい職場に適応していく能力がない。もし、3年の間に教育が行なわれれば、離職を防げる可能性がある。

②看護師として働く意識がもともと低かった

　「みんなが進学するから」「特にやりたいとは思わないけれど」「親が勧めたから」「どこかに行かなければならないから」などの動機で入学した学生は1年で辞めていく可能性がある。若い人達は、「モラトリアムの時代」と言われる。本当に自分のしたいことが見つからないし、決められない。この学生達は、とりあえず、入学したのである。

　これらの学生には、他律型学習態度、授業中の私語と睡眠、反抗期を卒業できていない、知ったか振るなどの傾向がある。筆者は講義をしていて「この学生達の学習意欲は低いな」と感じる場面がある。それは、机に伏して寝ている学生の姿が目についた時である。テスト勉強で睡眠不足の場合もあるが、これでは、学び方が下手である。

③文章を書くことに対する苦手意識がある

　8章に、書く・読む・話す・聞くはつながっていると書いた。書くことに対する苦手意識があるということは、読む・話す・聞くについ

ても苦手意識があることを意味している。つまり、対人関係でも自信がないと推測される。以前、筆者は著書の末尾に住所と電話番号を開示していた。『看護師に役立つレポート・論文の書き方』（筆者著）を参考書にして、看護師採用試験の論文を書いたら合格した。嬉しくなって電話をしてきた看護師がいた。やはり論文が苦手ということだった。基礎的な復習をしたくて探したらこのテキストが見つかった。30代後半になるが、このテキストを読んで初めて知ることがたくさんあったとも語っていた。

④パソコンが使えない

「電子カルテ」が導入され、看護記録も紙ではなく電子媒体を通して記録するシステムに変化してきた。そのような施設では、コンピュータが使えなければ仕事ができない。覚えることが多すぎて学力が低く、コンピュータを含めた最新機器の操作ができなければ、辞めざるを得なくなる。

コンピュータの授業を終了した1年生にレポート提出を求めると、95％の学生はパソコンで作成して提出する。しかし、5％の学生は手書きで提出する。コンピュータの授業を受けていない学生では、半数程度になる。コンピュータが苦手な学生はまだ多い。中学校1年生の「技術家庭」では、ワードとエクセルの指導が行なわれている。看護学校でもワードとエクセルの授業がある。看護師を続けるうえでコンピュータの使用は克服しなければならない壁である。

これまで、漢字習得に「電子辞書」を何度も紹介してきた。電子辞書のキー配列は（アルファベット入力の場合）コンピュータと同じである。だから、電子辞書で漢字学習をすると、キー入力に慣れることができて、マスターできる。電子辞書による学習は、漢字とキー入力習得の一石二鳥である。

学生には、これらの問題を解決し、看護の魅力に目覚めるような科目の授業が必要である。単に「目を覚ましなさい」と叫んでも意味はない。充実した「基礎科目」の、目が覚めるような授業を必要として

いる。

(2) 統合失調症

　統計でみると日本人の1％、100人に1人は統合失調症を発症する。40の1％は、0.4である。0.4でも1人として数えるのが人間を尊重した考え方である。1クラスに1人か2人はこの病気の学生が入学してくることがある。筆記試験や面接を行なってもわからない。残念ながら、克服への道は険しい。統合失調症を抱えながらでも、人生に再チャレンジする必要がある。

(3) 道を間違えた？

　100人に1人は「道を間違えて入学した」学生がいる。ある学生は、自分の意思ではなく、親が「いきなさい」と言ったから入学したとレポートに書いていた。そのため、学習意欲がなかった。1年生の講義が進んで2ヵ月後に「やりたい仕事がある」と退学していった。

　「ライセンス取得が目的」というマニア学生がいた。この学生は、いろいろなライセンス取得のために学業と転職を繰り返していた。そして看護学校に入学してきた。学力があるから卒業はできる。新卒採用で就職も可能ではある。しかし、レポートの中に現われるこの学生の人間性を考えると、「ライセンスを取った。看護師の仕事も体験できた。看護では満足できない。次は別のライセンスを目指して転職する」と予測される。この学生はライセンス取得が生きること（自己実現）である。看護師としての適性に欠けている。

　「一生、年老いても満足できず、次々に新しい目標に向かうと推測されます。こんな生き方は、いつか限界が来ます。最期に自分は何がしたかったかがわからず、自己実現もできなかった。全て中途半端だったという人生になると予想されます」と添削して書いた。2年時にこの学生は筆者の「教育学」を受講して、看護のすばらしさに目覚めた。

実践課題

1. 看護師の適性として、あなたが不足している点や改善すべき点について考察しなさい。

2. 1年後にどの程度改善したか考察しなさい。

HANG AROUND ON THE WAY

健康一口メモ

　ライオンやトラなどの肉食獣は、性格が強暴で独特の体臭がある。同じように、人間も肉食に偏ると怒りっぽくなり体臭がひどくなる。動物性脂肪（コレステロール）を多く摂る人は、血管の動脈硬化が進む。

　筆者は子ども時代に牛飼いの手伝いをした。草食動物である牛には体臭がなかった。性格がおとなしくて世話しやすかった。

　肉の代用として、食品会社から菜食者用に小麦や大豆のグルテンで作られた食品が豊富に売られている。缶詰なので保存も便利である。自然食品店に行けば手に入る。スーパーでは、豆腐、厚揚げ、納豆が買える。筆者は30歳から、卵とチーズを取り入れたベジタリアン（菜食）を続けている。このせいか、血液検査値はいつも正常である。オヤジクサイ体臭が気になることもない。昔は怒りっぽかったが、今は穏やかに過ごせている。

☞ p.104, 110

13章 共に学ぶ

　「勉強する意味がわからない。いい大学に行って、いい会社に入って、それがなんなのと子どもに言われた。どう答えたらいいのでしょうか」。中学校で、筆者は子どもの「懇談会」が終わってから、一人の保護者から相談を受けた。そこでは「あなたはどう思っているの。一緒に考えましょうと言ってください」と答えた。灰谷健次郎は「人が勉強をするのは、えらい人になるためじゃありませんよね。人が勉強するのはいい人になるためですよ」(『はるかニライ・カナイ』理論社ライブラリー）と書いている（註；ニライ・カナイは沖縄の言葉で楽土―死に別れた人達が待っている所)。最終章のテーマは、勉強する意味である。

1. 共に学ぶ

　「偉い人になる」と、自分の目標達成だけを目指すのは、自己中心的である。これに対して、他者中心的な活動がある。学校のカリキュラム（課程）には、環境整備（掃除）、週番（日直）、宿泊学習のリーダー、自治会の役員、グループワークのリーダーなど多くある。この自主的活動は人格を陶冶する。ここに勉強の意味がある。

　勉強する意味を考えると、教育方法が見えてくる。教育の方法は、大きく「競争原理」と「学び合い原理」の二つに分かれる。競争原理では、優れている、早い、強い、効率的などに価値がある。これには、勝者と敗者が存在する。一方、学び合いでは、相互成就、教え合う、ゆっくりなどに価値があるとする。これには勝者も敗者もない。

競争原理の教育を受けた子ども達から出た「勉強する意味がわからない」という疑問は、苦悩の叫びである。競争での学びは孤立、戦いである。クラスメイトは敵である。

　「学び合い原理の教育」は、「競争」とは全く異質な、相互成就の教育である。学び合いは、協力的、集団的である。クラスメイトは味方（仲間）である。共に学び合う同行者のみが存在する。

　生徒が他の生徒に教える関係は一方向のものではない。まず、教える生徒は教える体験をする。その中で、理解している知識の正しさを確かめる。また、理解が足りなかったり、間違って理解していたことが明らかになることもある。また、もっとわかりやすい教え方がないかと学習に対する向上心が湧く。こうして、勉強の大切さを実感する。この場合は、教えた方が教えられたことになる。教えた生徒は、教えられた生徒から益を受けている。他方、教えられた生徒は、教えた生徒から益を受ける。同時に、教

HANG AROUND ON THE WAY

エイザンスミレ

　比叡山が名前の由来となった植物の一つに、エイザンスミレがある。図鑑には本州・四国・九州に広く分布しているとあるが、筆者は全く目にすることができなかった。2006年4月末に山頂付近でやっと出会えた。翌年には登山道で群落を見つけた。

　日本にスミレは50種あるとされる。スミレは特別な個性を持っている。春の一時期だけ、一斉に薄紫の可憐な花を咲かせる。九州には黄花がある。しかし、この時期が過ぎると、閉鎖花（花を咲かさない花）で種を作る。

　スミレの種にはアリが食料にする物質がついている。アリは巣に運んで食料にした後、種の部分をアリ専用のごみ捨て場に捨てる。そこにはスミレの肥料となるものがあるので、スミレは繁殖する。自然界にも「共に生きる」がある。

☞ p. 108, 135

えられることによって教えている。教える―教えられるは双方向の関係である。

ゆっくり理解する人や何度も同じことを教える必要のある人に教えると、忍耐心が養われる。教えるという行為において、自尊心が高まる。自己の存在価値に目覚める。教える行為の崇高さに喜びを感じ、学ぶ意欲が向上する。

2. 感化し感化される

ヒューマンサービス（対人援助）においては、援助を受ける者よりも、援助する者の方が多くの益を受ける。これは古来から人々に知られていることである。聖書に「受けるよりは与える方が幸いである」とある。日本の諺に「情けは人のためならず（人に親切にしておけば、巡りめぐってよい報いが来る）」がある。親は子を育てることによって育てられる。育児は育自である。セラピストの方が癒される。ボランティアする方が多くの益を得る。

教えられた子どもよりも、教えた子どもの方の学力が向上したという研究結果がある。禁煙プログラムでは、禁煙指導を受けた生徒達よりも、教師達の喫煙行動が減った。禁煙をサポートされる人よりも、サポートする人の方が禁煙の成功率が大きい。セルフヘルプという概念がある。これは helping you helps me（あなたを助けることは私を助ける）という意味である。良好な教育的人間関係の原点がここにある（『セルフヘルプグループの理論と実践』）。

看護においても、人間関係は一方向のものではない。援助することによって援助される。患者の「ありがとう」によって、看護師は励まされる。援助することによって援助され、援助されることによって援助する関係である。

全ての人は与える何かを持っている。それはものだけではなくて、能力もまた含まれる。「おはよう」の言葉や「ありがとう」の感謝の言葉も与えることのできるものである。そして、これは、受けた人の心に大きな慰

めや励ましとなる。欠席せず授業時間を守る学生は、他の学生への刺激となる。講義の後、黒板の掃除をし、次の講義の準備にいそしむ学生は、任務に忠実という良い感化を及ぼしている。

　図書館をよく利用している生徒は、人の知らない所で努力している。そんな姿に刺激を受ける学生は多い。学校の教室は殺風景である。自宅の庭に咲く花を教室に飾る学生がいた。花は人の心に明るさや清らかさを印象付ける。ユーモアのある人は、楽しい雰囲気を作る。静かな人は落ち着いた雰囲気を作る。人は与える何かを持っている。人は感化し感化される関係の中で生きている。

3. 学び合い

　フィンランドの教育が世界的に注目されている。経済協力開発機構（OECD）の 2006 年学力到達度調査結果が発表された。フィンランドの高校 1 年生は、読解力 2 位、数学的応用力 2 位、科学的応用力 1 位だった。日本の高校 1 年生は、それぞれ、15 位、10 位、6 位だった。フィンランドは、「学び合い原理」の教育である。

　平等と共存の思想は国民の合意である。思考力や判断力を養うような教科書を作っている。図書館利用率世界一。自分で解決すべき問題を立て追究する。自分の考えを持つ、意見表明できるように指導される。生徒達は、教え合い、助け合いながら学ぶ。フィンランドは冬が寒く、厳しい自然である。自律心が強いという国民性である。

『競争しなくても世界一』―フィンランドの教育―
アドバンテージサーバー　2006 参照

　公立学校では日本で唯一、犬山市教育委員会は「学び合い原理の教育」を実践している。2007 年文部科学省実施の「競争原理の教育」の全国学力テストには参加しなかった。教師の手によって教育課程を作った。そして副教本を手作りして授業に使っている。何万円もする『教師用指導書』の購入をやめた。学校の裁量による少人数学級編成にした。学び合いの授業を開発した。苦手な子、わからない子を、わかる子が教え合う。わかる

喜び、できる喜び、教える喜びがある学習を実践している。

　日本の教育制度は、文部科学省が管理しており、中央集権的である。しかし、都道府県や市町村には裁量権がゆだねられている。この制度の中にあって、愛知県犬山市では裁量権によって教育改革が行なわれている。

『教育改革を評価する』―犬山市教育委員会の挑戦―
岩波ブックレット No.685 2006 参照

　「世界の人々は有能な人物を切望している。それは、売買されない人、魂の底から真実で、正直な人、罪を罪とよぶのを恐れない人、磁石の針が南北を指示して変わらないように、良心が義務に忠実な人、天が落ちかかろうとも正しいことのために立つ人、―そういう人である」（『教育』E・Gホワイト、高谷修訳）。

　ガリレオは「神（道徳）なき教育は賢い悪魔をつくる」と言った。2007年、食肉の偽装があった。賞味期限切れのチョコレートのラベルを貼り替えて再出荷したり、賞味期限切れ商品を材料にして和菓子を作った老舗もあった。企業による、民間によるとにかかわらず、こうした不正は跡を絶たない。お金はあるのに病院へ医療費を払わない患者が増えている。学校の給食費を払わない保護者も増えている。図書館から借りた本を返さない市民が多くいる。

　今、日本でも世界でもモラル（道徳）は頽廃している。まさに、道徳の闇夜である。だが、夜は暗いほど小さな光は輝く。一人ひとりは小さな真理の光である。

4. 自己学習評価

　最後に自己学習評価について述べる。評価は目標に対する到達度を測るものである。目標がなければ自己評価はできない。だから、到達度を測れる現実的で小さい目標を設定する必要がある。例えば、「1年間に200字の看護専門漢字を習得する」という目標は「漢字ノートを作った」という結果によって到達度が客観的に測れるだろう。

　到達度を測るのが評価だということを知らない人は、自分のがんばった

努力量を評価とすることがある。努力が多かったとしても成果がない場合は無駄な努力と評価されるのでこれはよくない。また、自分に甘い人は過去の自分と現在の自分を比較して高く評価する傾向がある。一方、自分に厳しい人はより優れた他者と比較して低くする傾向がある。低過ぎず高過ぎず、より適切な自己評価を行なうためには、個人内比較評価と他者比較評価を合わせて到達度を測る必要がある。

　自己学習の評価は、目標・計画・実行・結果という筋道の最終段階に行なわれる。この４つうちのどれ１つが欠けても正しい評価は不可能である。自己学習に成功する人は、共に学び合い、他者評価と自己評価を調和させて評価を行なう。全ての人は、かつて間違いをしたし失敗もした。しかし、人はセカンドチャンスを持っている。結果によって、目標・計画・実行を修正して再挑戦を試みる。これが自己学習成功への道程(みちのり)である。

実践課題

1. 勝つのではなく、共に学ぶを実践してごらんなさい。
   巡りめぐって、いいことが還ってきたことがあったら、それを書き出しなさい。

2. 全人的自己学習法を実践して、その成果を確認（評価）しましょう。

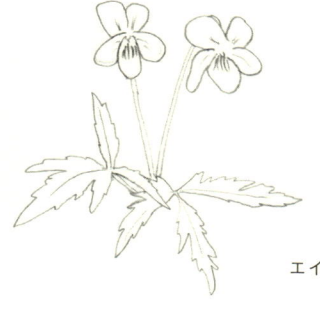

エイザンスミレ

付録　常用漢字以外の医学・看護学 523 漢字 （筆者調査による）

　この漢字表を付した目的は、医学・看護学で使用する漢字（常用漢字を除く）の全体を明らかにすることにある。だから、漢字は音読みで五十音順に並べた。523 漢字の中で、看護学でよく使用されると筆者が判断した **240** の漢字を**ゴシック体（太字）**にした。

　2 章にあったように、1 年間でこれを習得する。ただし、看護業務では読めることが大切である。わからなければ辞典を引けば書ける。電子辞書で調べると速く引ける。部品読みを入力するとすぐに検索できる。ただし、電子辞書は高い。持ち運び時には盗難や紛失に注意する。

　気を付ける点について付け加えておく。
1．略字は使わない（例：脛→脛、臍→臍、門→門）
2．「しんにゅう」のテンが二つの漢字（例；逶）に注意する
3．正字と俗字に注意する。例；頸（正字）、頚（俗字）
4．親字と異体字に注意する。縊が親字、溢は異体字
5．旧字体（1948 年以前）と新字体（1948 年以降）に気を付ける

ア

001 瘂（ア）　：聾瘂（ろうあ）。瘂然。瘂は、口がきけないの意。唖は通用字体
002 蛙（ア）　：蛙声（あせい）。蛙はカエルの意
003 **噯**（アイ）　：噯気（あいき）。おくび、げっぷの意。噫気（あいき）とも書く
004 埃（アイ）　：塵埃（じんあい）。埃は、ほこり、ちりの意
005 遏（アツ）　：防遏（ぼうあつ）。→防疫。遏はさえぎる（しんにゅうのテンは二つ）
006 軋（アツ）　：軋轢（あつれき）。軋音。軋と轢は、きしるの意。つくりは楽ではない
007 鞍（アン）　：鞍状（あんじょう）潰瘍。鞍（くら）は牛馬の背に荷を乗せるための台
008 罨（アン）　：温・冷罨法（あんぽう）。罨は、あみ、おおいの意

イ

009 易（イ）　：易（い）感染。易疲労（いひろう）。易者（えきしゃ）
010 **萎**（イ）　：萎縮（いしゅく）。萎はしぼむ、しおれるの意
011 頤（イ）　：頤前方（いぜんぽう）。頤（おとがい）。頤は、下あごの意
012 縊（イ）　：縊死（いし）。縊はくびれるの意。脳縊血（いっけつ）。「溢」は異体字

013 閾(イキ)　：閾値(いきち)。閾は、しきみ、区切るの意
014 溢(イツ)　：溢血点(いっけつてん)。溢血斑
015 蚓(イン)　：蚓線(いんせん)病(皮膚爬行(はこう)症)。蚓はミミズの意
016 咽(イン)　：咽頭(いんとう)。咽は、のどの意
017 淫(イン)　：みだら。催淫剤(さいいんざい)

ウ

018 迂(ウ)　：迂遠(うえん)思考。まわりくどいの意。迂回
019 齲(ウ)　：齲歯(うし)。齲は、虫歯の意
020 烏(ウ)　：烏啄(うず)突起。烏はからす、啄はきつつきの意
021 盂(ウ)　：腎盂(じんう)。盂は、まるくくぼんだ器の意
022 鬱(ウツ)　：鬱血(うっけつ)。鬱病。鬱はこもるの意。欝は異体字
023 暈(ウン)　：眩暈(げんうん)。乳暈。暈は、かさ、めまいの意

エ

024 嬰(エイ)　：嬰児(えいじ)。嬰は、あかごの意
025 腋(エキ)　：腋下(えきか)。腋窩(えきか)。脇の下の意
026 噎(エツ)　：噎下(えっか)。詰まったものを飲み下す。噎はむせぶの意。咽ぶとも
027 暍(エツ)　：暍病(えつびょう)。熱射病の意
028 焔(エン)　：火焔(かえん)。ほのおの意
029 嚥(エン)　：嚥下(えんげ・えんか)。嚥はのどの意。ツバメとは関係ない
030 燕(エン)　：燕麦(えんばく)。からすむぎの意
031 涎(エン)　：流涎症(りゅうぜんしょう)。涎は、よだれ。ゼン、センとも読む

オ

032 嗚(オ)　：嗚咽(おえつ)。嗚は感嘆の「あ」という声を表す。咽はのどの意
033 嘔(オウ)　：嘔吐(おうと)。嘔は、吐く、吐き出すの意
034 凹(オウ)　：踵凹足(しょうおうそく)。凹はくぼみの意。凹レンズ
035 甕(オウ)　：空甕(くうおう)性呼吸音。甕は、酒や水をいれるかめの意
036 鷹(オウ)　：鷹揚(おうよう)。たかが飛ぶようにゆっくり力強いの意

カ

037 瓜（カ） ：破瓜病（はかびょう）。瓜（うり）。瓜は八二つで 16 歳
038 顆（カ） ：顆粒（かりゅう）。顆はつぶのこと
039 踝（カ） ：くるぶしの意
040 窩（カ） ：胃小窩（いしょうか）。眼窩。窩は、あなの意
041 蝸（カ） ：蝸牛（かぎゅう）神経。蝸はかたつむりの意
042 痂（カ） ：壊疽性深膿痂疹（えそせいしんのうかしん）。痂皮。痂は、かさぶたの意
043 裹（カ） ：慢性腸管膜様包裹（ほうか）症。裹は、包むの意
044 臥（ガ） ：臥床（がしょう）。坐臥。臥は伏すの意
045 鵞（ガ） ：鵞口瘡（がこうそう）。鵞はがちょうの意。鵞は異体字。鵝が正字
046 牙（ガ） ：歯牙（しが）。牙は、きば、糸切り歯の意
047 蛾（ガ） ：毒蛾（どくが）皮膚炎
048 灰（カイ） ：灰白脊髄炎（かいはくせきずいえん）
049 芥（カイ） ：芥子（カラシ）。塵芥。野菜の名。種からカラシをとる
050 疥（カイ） ：疥癬（かいせん）。カイセン虫による皮膚炎。疥は皮膚病の意
051 潰（カイ） ：潰瘍（かいよう）。潰は、つぶれるの意
052 蛔（カイ） ：蛔（回）虫（かいちゅう）。寄生虫
053 徊（カイ） ：徘徊（はいかい）。徊は、めぐる、さまようの意
054 諧（カイ） ：諧謔（かいぎゃく）。たわむれる。おどける。冗談の意
055 懈（カイ） ：懈怠（かいたい、げたい、けたい）。なまける。おろそかにするの意
056 蟹（カイ） ：蟹足腫（かいそくしゅ）。蟹は、かにの意
057 邂（カイ） ：邂逅（かいこう）。邂は思いがけなく出会う、逅は出会うの意
058 乖（カイ） ：乖離（かいり）。乖はそむくの意
059 膾（カイ） ：語膾（ごかい）。膾はなます。あわせてふやすの意
060 蓋（ガイ） ：口蓋裂（こうがいれつ）。頭蓋。蓋は、ふたの意
061 咳（ガイ） ：咳嗽（がいそう）。せきの意。含嗽はうがい
062 喀（カク） ：喀痰（かくたん）。喀はのどにつかえて吐き出すの意
063 攪（カク） ：内分泌攪乱（ないぶんぴかくらん）。攪はかき乱すの意。撹は異体字
064 霍（カク） ：霍乱（かくらん）。霍は急に雨が降って鳥が飛び立つ羽音の意
065 廓（カク） ：廓清（かくせい）。不正を払い清める。廓は砦の意
066 顎（ガク） ：顎関節（がくかんせつ）。あご

067 葛（カツ）　：葛藤。葛根湯（かっこんとう）。葛飾区。葛城。葛西。葛は通用字体
068 闊（カツ）　：広闊（こうかつ）。迂闊。闊はひろいの意。濶は異体字
069 鎌（カマ）　：大脳鎌下（かまか）ヘルニア。鎌は、かまの意
070 浣（カン）　：浣腸（かんちょう）。浣はあらうの意
071 鼾（カン）　：鼾声（かんせい）。いびき
072 函（カン）　：潜函病（せんかんびょう）。函は、はこの意
073 緘（カン）　：緘黙（かんもく）。封緘。緘は、とじる、口をつぐむの意
074 杆（カン）　：ラミナリア杆（かん）。杆は、盾、こん棒の意
075 嵌（カン）　：嵌植（かんしょく）義歯。嵌はくぼみに押し込む。嵌頓（かんとん）
076 疳（カン）　：下疳（げかん）は陰部伝染性潰瘍。疳は子どもの慢性病
077 桿（カン）　：桿菌（かんきん）。桿は太い棒のこと
078 鉗（カン）　：鉗子（かんし）。鉗は、首かせの意
079 姦（カン）　：よこしま、かしましいの意
080 癇（カン）　：癲癇（てんかん）。癇は、ひきつけの意。「てんかん」と表記する
081 灌（カン）　：灌流（かんりゅう）症候群。灌は注ぐの意。潅は異体字
082 渙（カン）　：渙散（かんさん）的。渙は水の流れの広がるさまの意
083 玩（ガン）　：玩具（がんぐ）。愛玩。玩はもてあそぶの意
084 癌（ガン）　：胃癌（いがん）。悪性の腫瘍

キ

085 悸（キ）　：動悸（どうき）。心悸亢進。悸は心臓が小刻みに打つの意
086 亀（キ）　：青年性亀背（きはい）→若年性後彎。亀はかめの意
087 蟻（ギ）　：蟻酸（ぎさん）。蟻は昆虫のアリの意
088 擬（ギ）　：擬陽性（ぎようせい）。擬死。擬は思案するの意
089 吃（キツ）　：吃逆（きつぎゃく。しゃっくり）。吃水線。なめらかに言えないの意
090 拮（キツ）　：拮抗（きっこう）薬。拮はしめるの意。吉はつぼに蓋をしてしめるの意
091 灸（キュウ）：鍼灸（しんきゅう）。灸は、長くつづいてもえる火の意
092 臼（キュウ）：脱臼（だっきゅう）。臼歯。臼は、うすの意
093 柩（キュウ）：骨柩（こつきゅう）。死柩。柩は、ひつぎの意
094 嗅（キュウ）：嗅覚（きゅうかく）。嗅はにおいをかぐの意
095 蚯（キュウ・ク）：蚯線（きゅうせん）症。→皮膚爬行症。蚯はミミズ
096 踞（キョ）　：蹲踞（そんきょ）試験。踞は、うずくまるの意

付録　常用漢字以外の医学・看護学523漢字

097 鋸(キョ)　：鋸筋。鋸はのこぎりの意
098 襁(キョウ)：襁褓(きょうほう)＝幼児を背負う帯と幼児を包む衣服。襁(むつき)。襁褓＝おむつ。御湿＝おしめ
099 莢(キョウ)：莢動脈(さやどうみゃく)。莢膜(きょうまく)。莢は、豆のさやの意
100 姜(キョウ)：生姜(ショウキョウ)。生姜(しょうが)のこと。姜は美しい娘の意

➡ここまでで、目標の20％に到達しました。「えらい！よくやった」と自分で、自分をほめてあげましょう。

101 鞏(キョウ)：鞏膜(きょうまく)。強膜に同じ。鞏はきつくしまっていて強固の意
102 蟯(ギョウ)：蟯虫症(ぎょうちゅうしょう)。蟯は寄生虫の名
103 棘(キョク)：線棘(せんきょく)細胞。棘は、とげの意
104 吟(ギン)　：呻吟(しんぎん)。吟は、うめくの意
105 齦(ギン)　：歯齦(しぎん)。齦は、はぐきの意

ク

106 躯(ク)　：躯幹(くかん)。躯は体、身体に同じ
107 佝(ク)　：佝僂(くる)病。佝は曲がって小さいの意。僂はかがめるの意
108 腔(クウ)：脊髄腔(せきずいくう)。口腔(こうくう)。腔は体の空になった所の意
109 皸(クン)：皸破(くんれつ)。皸は、ひび、あかぎれの意。皴(しゅん)に同じ
110 燻(クン)：燻蒸(くんじょう)。燻はくすぶるの意

ケ

111 稀(ケ)　：稀有(けう)。稀はまれの意
112 珪(ケイ)：珪肺(けいはい)。珪は玉器(ぎょっき)。硅に同じ。ケイ素
113 稽(ケイ)：稽留熱(けいりゅうねつ)。稽古。稽はとどまる、比べるの意
114 圭(ケイ)：尖圭(形)紅色苔癬(せんけいこうしょくたいせん)。圭は、かどの意
115 頸(ケイ)：頸部(けいぶ)。頸は、くびの意。頸が正字
116 頚(ケイ)：斜頚(しゃけい)。頚は頸の略字だが使用される
117 脛(ケイ)：脛骨(けいこつ)。脛はすねの意。胫は略字
118 痙(ケイ)：胃痙攣(いけいれん)。書痙(書字不能)。痙はひきつるの意
119 桂(ケイ)：肉桂(にっけい)。桂は、かつらの木の意。人名漢字
120 珪(ケイ)：珪肺(けいはい)。珪は玉器の意

119

121 繋(ケイ)　：繋留(けいりゅう)。つなぐの意。繋が正字。繋は JIS の通用字体
122 慧(ケイ)　：慧眼(けいがん)。慧はさといの意。本質を見抜く眼力
123 厥(ケツ)　：手足厥逆(けつぎゃく)。厥冷。厥はぬかずく、たれるの意
124 齧(ゲツ)　：齧歯(げっし)類。齧はかむの意
125 牽(ケン)　：牽引(けんいん)。牽はひっぱるの意
126 瞼(ケン)　：眼瞼(がんけん)。瞼は、まぶたの意
127 拳(ケン)　：手拳(しゅけん)。こぶしの意
128 腱(ケン)　：アキレス腱(けん)。腱は筋肉を骨につなぐ筋
129 倦(ケン)　：倦怠感(けんたいかん)。倦はつかれる、ぐったりするの意
130 鹸(ケン)　：石鹸(せっけん)。鹸は、塩水が固まったアルカリの結晶
131 痃(ゲン)　：横痃(おうげん)。性病の一種。痃は筋がつる病気
132 眩(ゲン)　：眩暈(げんうん)。めまい。眩は、くらむの意
133 衒(ゲン)　：衒奇(げんき)。わざとらしさ

コ

134 壺(コ)　：頭蓋(がい)内破壺(はこ)音。骨壺(こつつぼ)。壺はつぼの意
135 股(コ)　：股関節(こかんせつ)。股(また)。注：水俣(みなまた)と区別する
136 姑(コ)　：姑息(こそく)。姑(しゅうとめ)。舅(しゅうと)
137 胡(コ)　：胡坐(こざ)。あぐら。胡はひげ、えびすの意
138 糊(コ)　：糊青(こせい)＝デキストリン(澱粉の分解物)
139 肛(コウ)　：肛門(こうもん)
140 膏(コウ)　：潤肌膏(じゅんきこう)。軟膏(なんこう)。膏は、うるおすの意
141 梗(コウ)　：脳梗塞(のうこうそく)。梗は、ピンと張ったかたい枝の意
142 虹(コウ)　：虹彩(こうさい)。虹は、にじのこと
143 膠(コウ)　：膠原病(こうげんびょう)。膠はにかわ。動物の皮を煮詰めた接着剤
144 喉(コウ)　：喉頭(こうとう)。喉は、のどの意。英語では adam's apple という
145 胱(コウ)　：膀胱(ぼうこう)。胱は、中がうつろに広がった内臓
146 垢(コウ)　：歯垢(しこう)。耳垢水(じこうすい)。垢は、あか、けがれの意
147 睾(コウ)　：睾丸(こうがん)。男性生殖器の一部
148 亢(コウ)　：機能亢進(こうしん)。亢はたかぶるの意。大(人の姿)の略字
149 項(コウ)　：項は「うなじ」と読む。常用漢字表には「うなじ」という読みがない
150 恍(コウ)　：恍惚(こうこつ)。恍はうっとりするさま

付録　常用漢字以外の医学・看護学523漢字

151 昂(コウ)　：昂揚(こうよう)。昂はあがる、あげるの意。高に換えることがある
152 勾(コウ)　：ショ糖密度勾配(こうばい)遠心法。勾は、かぎをひっかけるの意
153 徨(コウ)　：彷徨(ほうこう)試験。徨は、さまようの意。彷徨はさまよい歩くの意
154 汞(コウ)　：昇汞(しょうこう)中毒。汞は、みずがね、水銀の意
155 鉤(コウ)　：鋭鉤(えいこう)。無鉤条虫。鉤爪足(かぎつめあし)。鉤は、かぎの意
156 叩(コウ)　：叩打(こうだ)。叩はたたくの意
157 咬(コウ)　：咬合(こうごう)。咬筋。咬瘡。咬はかむの意
158 岬(コウ)　：岬角(こうかく)。岬はみさき。仙骨底と蝸牛にある
159 槓(コウ)　：槓杆(こうかん)。梃子(てこ)に同じ。杆も、てこ
160 蒿(こう)　：青蒿(せいこう)。高く伸びる雑草。蒿はヨモギの意
161 壕(ゴウ)　：塹壕熱(ざんごうねつ)。壕は、掘った深い溝
162 毫(ゴウ)　：毫毛(ごうもう)。毫針。毫は細い毛。分量の単位
163 惚(コツ)　：恍惚(こうこつ)。惚はうっとりの意
164 痕(コン)　：瘢痕(はんこん)。圧痕骨折。切痕。痕は、あざ、あとの意
165 昏(コン)　：昏睡(こんすい)。昏迷。昏は、暗いの意
166 棍(コン)　：クラウゼ終棍(しゅうこん)。棍毛。棍はまるい棒。棍棒

サ

167 嗄(サ)　：嗄声(させい)。しわがれ声。嗄はかれるの意
168 渣(サ)　：尿沈渣(にょうちんさ)。渣は、かすの意
169 叉(サ)　：三叉(さんさ)神経。音叉。叉は、はさむの意
170 皶(サ)　：酒皶(しゅさ)。鼻にできる慢性の炎症。酒と無関係に起こる
171 蹉(サ)　：蹉跌(さてつ)。蹉、跌ともにつまずく、失敗の意
172 坐(ザ)　：坐骨。坐薬。静坐。端坐。坐はすわるの意。座はすわる場所の意
173 挫(ザ)　：挫創(ざそう)。挫傷。圧挫。頓挫。挫は、くじける。打ち身の意
174 痤(ザ)　：痤瘡(ざそう)。にきびの意。面皰(めんぽう)に同じ
175 臍(サイ)　：臍帯(さいたい)。臍は、へその意。脐は略字
176 柴(サイ)　：小柴胡湯(しょうさいことう)。柴は束ねた枝の意。胡はひげの意
177 鰓(サイ)　：第一鰓弓(さいきゅう)症候群。鰓は、えらの意
178 犀(サイ)　：犀角(さいかく)。獣のサイの角
179 窄(サク)　：大動脈縮窄(きょうさく)症。窄は、せまいの意
180 紮(サツ)　：集括結紮(しゅうかつけっさつ)。紮は、たばの意

181 霰(サン)　：霰粒(さんりゅう)腫。霰は、あられの意
182 閂(サン・セン)：閂固定(かんぬきこてい)。閂はかんぬきの意
183 塹(ザン)　：塹壕(ざんごう)口腔炎。塹は掘るの意

シ

184 趾(シ)　：外反母趾(ぼし)。足趾症候群。趾は、あしくびの意
185 嗜(シ)　：嗜好(しこう)。嗜眠。嗜は、たしなむ、好みの意
186 弛(シ)　：胃弛緩症(いしかんしょう)。弛は、ゆるむの意
187 屍(シ)　：屍体(したい)。屍毒。屍は、しかばねの意
188 哆(シ)　：哆開(しかい)。抜糸後創が開いた状態。哆は口をはる、多いの意
189 痣(シ)　：ほくろ。あざの意
190 嘴(シ)　：乳嘴腫(にゅうししゅ)。嘴管。嘴は、くちばしの意
191 翅(シ)　：双翅目(そうしもく)。翅は、つばさ、はね、ひれの意
192 屎(シ)　：屎尿(しにょう)処理場。屎は、ふん(便)の意
193 篩(シ)　：篩骨洞(しこつどう)。→副鼻腔。篩は、ふるい、とおし(簁)の意
194 眦(シ)　：眦はめじりの意。眥は異体字
195 囁(じ)　：囁語(じご)検査。囁はささやくの意
196 痔(ジ)　：痔核(じかく)。痔疾
197 拭(シキ)　：清拭(せいしき)。拭は、ぬぐう、きれいにするの意
198 衄(ジク)　：衄血(じくけつ)。鼻出血におなじ。衄は、鼻血の意
199 竺(ジク)　：天竺(てんじく)=インド：天竺木綿
200 虱(シツ)　：シラミの意

➡ここまでで、目標の40%に到達しました。すっかり、自己学習のペースができました。この調子で、次のステップに挑戦です。

201 悉(シツ)　：悉皆調査(しつかいちょうさ)。悉は、ことごとくの意
202 膝(シツ)　：膝関節(しつかんせつ)。膝はひざの意
203 嫉(シツ)　：嫉妬(しっと)。どちらにくむ、ねたむの意
204 瀉(シャ)　：瀉血(しゃけつ)。瀉は、そそぐの意
205 炙(シャ)　：親炙(しんしゃ)。そばで親しく教えを受ける。炙は火であぶるの意
206 這(シャ)　：這う(はう)。はらばう。虫がはって歩く。這般：このたびの意
207 灼(シャク)：灼熱(しゃくねつ)。灼は、あかあかとしたさまの意

208 嚼（シャク）：咀嚼（そしゃく）。嚼は、細かくかみ砕くの意
209 芍（シャク）：芍薬（シャクヤク）。芍は、はっきり目立つの意
210 雀（ジャク）：雀卵斑（じゃくらんはん）。そばかす。雀は、すずめの意
211 惹（ジャク）：惹起（じゃっき）。惹は人の心をひきつけるの意
212 溲（シュ）　：溲瓶（しびん。しゅびんのなまり）。溲器（そうき）。溲は水をたらすの意
213 腫（シュ）　：腫瘍（しゅよう）。腫ははれる、はれものの意
214 侏（シュ）　：下垂体性侏儒（しゅじゅ）症。侏は背丈の低い人の意
215 踵（シュ・ショウ）：踵部（しょうぶ）出血斑。踵骨（しょうこつ）。踵はかかと
216 聚（ジュ）　：積聚（しゃくじゅ）。聚はあつめるの意。シュウ、ジュウとも読む
217 皺（シュウ・スウ）：皺眉（しゅうび）。しわとまゆ。皺襞（しゅうへき）。襞はひだ
218 鷲（シュウ）：鷲足（わしあし）。→鉤爪様足（かぎづめようあし）
219 粥（シュク）：粥状（じゅくじょう）硬化症。粥は、かゆの意
220 羞（シュウ）：羞恥心（しゅうちしん）。羞明。羞は、はずかしいの意
221 醜（シュウ）：醜語症（しゅうごしょう）。醜はみにくいの意
222 絨（ジュウ）：絨毛（じゅうもう）。絨は、織物の意
223 揉（ジュウ）：揉む（もむ）。揉捏（じゅうねつ）
224 峻（シュン）：峻下剤（しゅんげざい）。→緩下剤。峻は険しいの意
225 逡（シュン）：逡巡創（しゅんじゅんそう）。逡は、ためらう、たちすくむの意
226 馴（ジュン）：馴化（じゅんか）。生物が移された環境に適応するの意
227 蔗（ショ）　：蔗糖（しょとう）。さとうきびからとる砂糖の意
228 舒（ジョ）　：舒筋（じょきん）。舒はのびる、ゆるいの意
229 絮（ジョ）　：絮状（じょじょう）。絮は繊維の短いわた。綿は繊維の長いわた
230 鋤（ジョ）　：鋤骨（じょこつ）器官。鋤は、すきの意
231 睫（ショウ）：睫毛（しょうもう）。まつげの意
232 掌（ショウ）：掌はてのひらの意
233 憔（ショウ）：憔悴（しょうすい）。ともに、やつれるの意
234 鬆（ショウ）：骨粗鬆症（こつそしょうしょう）。鬆は、ゆるいの意
235 逍（ショウ）：逍遥（しょうよう）性静脈炎。逍はそろそろ歩く
236 樟（ショウ）：樟脳（しょうのう）。クスノキから取れる。防虫・消臭剤
237 漿（ショウ）：血漿。漿膜。漿はどろりとしたもの。将ではない。将は指導者
238 鞘（ショウ）：鞘動脈（しょうどうみゃく）。神経鞘腫。腱鞘炎。鞘は、さやのこと

239 裳（ショウ）　：衣裳（いしょう）。裳は、もすその意
240 摺（ショウ）　：摺（す）り合わせ反射。摺は、紙を重ねて印刷するの意
241 猩（ショウ）　：猩紅熱（しょうこうねつ）。猩は、サルの一種
242 梢（ショウ）　：末梢（まっしょう）神経。梢は、こずえ、枝の先の意
243 鑷（ジョウ）　：鑷子（じょうし）。毛抜きの意
244 茸（ジョウ）　：耳茸（じじょう）。鼻茸。茸はきのこの意
245 繞（ジョウ）　：囲繞（いじょう）麻酔。繞はまとう、めぐるの意
246 蝕（ショク）　：蚕蝕（食）（さんしょく）。蝕は、むしばむの意。日食。蝕が正字
247 褥（ジョク）　：褥瘡（じょくそう）。褥婦。褥は、柔らかい敷き物の意
248 疹（シン）　　：湿疹（しっしん）。丘疹。湿は、はしか、皮膚にできる吹き出物の意
249 鍼（シン）　　：鍼灸（しんきゅう）。鍼は、針の意
250 呻（シン）　　：呻吟（しんぎん）。呻は、うめくの意
251 滲（シン）　　：滲出（しんしゅつ）液。滲は、しみでるの意。「浸」に置き換えられる
252 斟（シン）　　：斟酌（しんしゃく）。手加減する。斟は量り取る、酌は酒を汲むの意
253 塵（ジン）　　：塵埃（じんあい）。塵は、ちり、よごれの意。炭坑夫塵肺
257 靭（ジン）　　：靭帯（じんたい）。靭は、皮の意
255 蕁（ジン）　　：蕁麻疹（じんましん）。蕁はじわじわとあたためるの意。いら草

　　　ス

256 須（ス）　　　：必須（ひっす）アミノ酸。須は、ひげ、用いる、もとめるなどの意
257 錐（スイ）　　：錐体（すいたい）細胞。円錐乳頭。錐は穴をあける大工道具のキリ
258 膵（スイ）　　：膵臓（すいぞう）。消化器の一つ
259 趨（スウ）　　：趨化性（すうかせい）。趨は、足早に行くの意
260 芻（スウ）　　：反芻症（はんすうしょう）。芻は、まぐさの意
261 辷（すべる）　：脊椎辷り（すべり）症。なめらかに進むの意。「辷」は国字

　　　セ

262 醒（セイ）　　：覚醒剤（かくせいざい）。醒は、さめるの意
263 錆（セイ）　　：錆（さび）。錆る（さびる）
264 贅（ゼイ）　　：疣贅（ゆうぜい）。疣も贅もいぼの意
265 脆（ゼイ）　　：脆弱（ぜいじゃく）。脆は、もろい、しんがないの意
266 毳（ゼイ）　　：毳毛（ぜいもう）。うぶげ。毳は、細くて柔らかい毛の意

267	蚋(ゼイ)	：ぶよ。ぶゆ。蚊より小さい虫。刺されるとかゆい。蚊蚋(ぶんぜい)
268	蹠(セキ)	：掌蹠(しょうせき)。蹠は足の裏。ショ、シャクとも読む
269	脊(セキ)	：脊髄(せきずい)＝神経組織。脊椎＝背骨。隨は異体字
270	螫(セキ)	：サソリ刺螫(しせき)症。螫は、毒虫がさすの意
271	屑(セツ)	：落屑(らくせつ)。鱗屑。はがれて落ちる皮膚。屑はこまかいくずの意
272	截(セツ)	：截石位(せっせきい)。砕石位とも。切に同じ。截は雀を戈で切るの意
273	窃(セツ)	：窃盗(せっとう)。窃は、ぬすむ、ひそかにの意
274	泄(セツ)	：排泄(はいせつ)。泄は、もれるの意
275	楔(セツ)	：楔入(せつにゅう)胎盤。楔状骨。楔は、くさびの意。ケツとも読む
276	癤(セツ)	：耳癤(じせつ)。癤は腫れものの一種
277	疝(セン)	：胃疝痛(いせんつう)。疝は、腰や腹のいたむ病気の意
278	顫(セン)	：振顫(しんせん)。顫は振えるの意。振戦は当て字
279	穿(セン)	：穿孔(せんこう)。穿刺。穿は、うがつ、穴を開けるの意
280	㿜(セン)	：㿜痛(せんつう)。疝に同じ。腰の痛む病
281	譫(セン)	：譫妄(せんもう)。たわごととうそ
282	蟾(セン)	：蟾蜍(センジョ)。月にいるというヒキガエル
283	腺(セン)	：甲状腺。へんは肉月。腺は「国字」だが、中国でも使われる
284	閃(セン)	：閃輝(せんき)暗点。閃は、ひらめく、一瞬きらりと光るの意
285	煎(セン)	：煎剤(せんざい)。煎は、にる、せんじるの意
286	尖(セン)	：尖足(せんそく)。三尖弁。尖はとがった先
287	箋(セン)	：処方箋(しょほうせん)。箋は小さい竹の札の意
288	蟬(セン)	：蟬脱(せんだつ)。水死体の手足の表皮の離脱。セミの抜殻に似ている
289	癬(セン)	：乾癬(かんせん)。たむし
290	蠕(ゼン)	：蠕動(ぜんどう)。蠕は、柔らかい虫が体をくねらせるの意。蠕虫類
291	喘(ゼン)	：喘息(ぜんそく)、喘鳴(ぜんめい)。「ぜいめい」は誤り。喘はあえぐ
292	苒(ゼン)	：苒延(ぜんえん)性排尿。苒はじわじわとのびるの意

ソ

293	疽(ソ)	：壊疽(エソ)。疽は、はれもの、うみの意
294	塑(ソ)	：可塑性(かそせい)。塑は、土を削るの意
295	咀(ソ)	：咀嚼(そしゃく)。は、何度もかむの意
296	蘇(ソ)	：蘇生(そせい)。蘇は、よみがえるの意

297 鼠(ソ)	:	鼠径(そけい)。殺鼠剤。鼡は鼠の異体字。鼠はねずみ
298 蛆(ソ)	:	蛆隧(そつい)病。→皮膚爬行症。蛆は、うじ(ハエの幼虫)の意
299 蚤(ソウ)	:	ノミ(虫)
300 躁(ソウ)	:	躁鬱(そううつ)。躁はさわがしいの意

➡ ここまでで、目標へ60%到達しました。半分を征服し、すっかり漢字に自信が付いてきました。そろそろ頂上が見え始めています。

301 爽(ソウ)	:	爽快(そうかい)。爽はさわやかの意
302 輳(ソウ)	:	輻輳(ふくそう)。輳は、多くのものが集まるの意
303 痩(ソウ)	:	羸痩(るいそう)。痩は、やせるの意
304 爪(ソウ)	:	爪(そう)下線維腫。爪はつめ。瓜(ウリ)と区別する
305 蒼(ソウ)	:	蒼身(そうしん)病。チアノーゼ。蒼は、元気がなくあおざめたの意
306 囃(ソウ)	:	嘈囃(そうそう)。胸やけのこと。囃ははやし、掛け声の意
307 嘈(ソウ)	:	嘈囃(そうそう)。嘈はざわつく、がやがやとしゃべるの意
308 瘙(ソウ)	:	瘙痒(そうよう)。瘙は皮膚の痒い病気
309 搔(ソウ)	:	搔爬(そうは)。搔は、ひっかくの意。搔痒(そうよう)。掻はJISの通用字
310 嗽(ソウ)	:	含嗽(がんそう)。うがい。嗽はせかせかとせきをするの意
311 槽(ソウ)	:	歯槽膿漏(しそうのうろう)。槽は飼い葉おけの意
312 瘡(ソウ)	:	褥瘡(じょくそう)。瘡はかさ、はれもの、傷、傷あとの意
313 叢(ソウ)	:	神経叢(しんけいそう)。叢書(そうしょ)。叢は集まりの意
314 綜(ソウ)	:	錯綜(さくそう)。綜はまとめるの意
315 塞(ソク)	:	閉塞(へいそく)。塞はふさぐの意
316 捉(ソク)	:	捉える(とらえる)
317 粟(ゾク)	:	猩紅熱粟粒(しょうこうねつぞくりゅう)。粟はあわ(穀物)の意
318 蹲(ソン)	:	蹲踞(そんきょ)試験。蹲は、うずくまるの意
319 樽(ソン)	:	樽状(たるじょう)胸郭。樽は酒や醤油を入れる木の容器

タ

320 汰(タ)	:	淘汰(とうた)。汰は、はなはだしいの意
321 朶(ダ)	:	耳朶(じだ)。みみたぶの意

322 唾（ダ）　　：唾液（だえき）。唾は、つばきの意
323 腿（タイ）　：大腿（だいたい）。脚のももの意
324 苔（タイ）　：苔癬（たいせん）。舌苔（ぜったい）。苔はこけの意
325 穨（タイ）　：皮脂穨敗物（ひしはいたいぶつ）。穨敗は崩れやぶれるの意
326 罩（タク・トウ）：歯髄覆罩法（ふくたくほう）。→覆髄法。罩は入れ包むの意
327 痰（タン）　：排痰（はいたん）法。痰は気管から出る分泌物の意。啖は大食いの意
328 綻（タン）　：破綻（はたん）性出血。綻は、ほころびるの意
329 蛋（タン）　：蛋白質（たんぱくしつ）。蛋は、まるい卵の意
330 疸（タン）　：黄疸（おうだん）。胆汁で体が黄色くなる症状
331 耽（タン）　：耽溺（たんでき）。耽はふける、むさぼるの意

---　チ　---

332 蜘（チ）　　：蜘蛛（くも。ちしゅ。ちちゅ）。クモ膜。昆虫のクモの意
333 緻（チ）　　：緻密（ちみつ）質。巧緻。緻はこまかいの意
334 智（チ）　　：智歯（ちし）。おやしらずの意
335 胝（チ）　　：心筋胼胝（べんち）。胝は、平らに厚くなった皮。たこの意
336 膣（チツ）　：女性性器の一部
337 肘（チュウ）：膝肘位（しつちゅうい）。肘は、ひじの意
338 稠（チュウ・チョウ）：粘稠性（ねんちょうせい）眼球運動。稠はつまっているの意。
　　　　　　　　　稠密（ちょうみつ）。「ちゅうみつ」は慣用読み
339 箸（チョ）　：箸（はし）のこと
340 猪（チョ）　：猪苓湯（ちょれいとう）。猪は、いのししの意
341 蝶（チョウ）：蝶形骨（ちょうけいこつ）。蝶は昆虫のチョウの意
342 暢（チョウ）：流暢（りゅうちょう）。暢は、のびやかの意
343 貼（チョウ）：貼布（ちょうふ）試験。貼は、はるの意
344 疔（チョウ）：面疔（めんちょう）。顔面にできる腫れもの
345 吊（チョウ）：懸吊（けんちょう）。吊る（つる）
346 枕（チン）　：氷枕（ひょうちん）。枕は、まくらの意
347 砧（チン）　：砧骨（きぬたこつ）。ちんこつとも読む。砧はきぬた（きぬ＋板＝布を
　　　　　　　　洗う石の台）

ツ

348 隧（ツイ・スイ）：蛆隧（そつい）病。隧は道の意。隧道（すいどう）はトンネル
349 槌（ツイ）　：槌骨（つちこつ・ついこつ）。槌（つち）は木槌、金鎚の意。鎚は鉄製
350 椎（ツイ）　：脊椎（せきつい）。椎は、重い木の槌（つち）の意

テ

351 梯（テイ）　：神経堤（梯）（しんけいてい）。梯は、くしの意
352 蹄（テイ）　：盲係蹄（もうけいてい）症候群。蹄は、ひずめの意
353 釘（テイ）　：シュタインマン釘（てい）牽引法。釘は、くぎの意
354 梯（テイ）　：梯子（はしご）段徴候。梯索（ていさく）＝なわばしご
355 啼（テイ）　：啼泣（ていきゅう）。啼は、なくの意
356 酊（テイ）　：酩酊（めいてい）。酊は、ひどく酔うの意
357 剃（テイ）　：剃毛（ていもう）。剃は髪をそるの意
358 梃（テイ）　：梃子（てこ）
359 嚏（テイ）　：噴嚏（ふんてい）反射。嚏はくしゃみの意
360 溺（デキ）　：溺死（できし）。溺は、おぼれるの意
361 綴（テツ）　：上顎顎補綴（じょうがくがくほてつ）。顎顔面補綴。綴はつづるの意
362 啜（テツ・セツ）：吸啜（きゅうてつ）反射。新生児の哺乳反射。舗啜（ほせつ）
363 蛭（テツ）　：ヒル（虫）の一つ。吸血虫
364 癲（テン）　：癲癇（てんかん）。癲は、たおれるの意
365 塡（テン）　：歯の充塡（じゅうてん）法。補塡。塡は、うずめるの意
366 癜（デン）　：癜風（でんぷう）。皮膚真菌症。癜は、なまず、色素のまだらの意
367 澱（デン）　：澱粉（でんぷん）。澱は水底にたまった泥の意
368 臀（デン）　：臀部（でんぶ）。しりの部分

ト

369 妬（ト）　：嫉妬（しっと）。妬は、ねたむの意
370 兎（ト）　：兎眼（とがん）。兎はうさぎの意
371 鍍（ト）　：鍍銀法（とぎんほう）。メッキのこと
372 橈（トウ）：橈骨（とうこつ）。橈はたわめる、やわらかに曲がるの意
373 疼（トウ）：疼痛（とうつう）。疼は、いたいの意
374 鐙（トウ）：鐙骨（とうこつ）。→アブミ骨。鐙は、馬に乗る時に足をかける金具

付録　常用漢字以外の医学・看護学523漢字

375 套（トウ）　　：套管針（とうかんしん）。套は、被せて包むの意。外套
376 濤（トウ）　　：松濤音（しょうとうおん）。静脈雑音。濤は、大きな波の意
377 盪（トウ）　　：脳振盪（のうしんとう）。盪は、うごかすの意
378 淘（トウ）　　：淘汰（とうた）。淘は、より分けるの意
379 瞠（ドウ）　　：瞠視症（どうししょう）。瞠は、みはるの意
380 瞳（ドウ）　　：瞳孔（どうこう）。瞳は、ひとみ、眼の中の黒い部分の意
381 禿（トク）　　：深部禿髪（とくはつ）性毛包炎。ケルスス禿創（とくそう）。禿ははげの意
382 凸（トツ）　　：凸レンズ（とつれんず）
383 遁（トン）　　：心因性遁走（とんそう）。遁は、のがれる、かくれるの意
384 頓（トン）　　：頓挫（とんざ）。整頓。頓は、とどまるの意
385 貪（ドン）　　：神経貪食（どんしょく）。貪は、むさぼるの意

ナ
386 那（ナ）　　　：那須（なす）＝人名
387 喃（ナン）　　：喃語（なんご）。喃は、口ごもりつつ話すの意

ネ
388 聹（ネイ）　　：耵聹（ていねい）水＝耳垢（じこう）水。は耳あか、聹はねばりつく意
389 捏（ネツ）　　：捏造（ねつぞう）。捏はこねるの意
390 捻（ネン）　　：捻挫（ねんざ）。胃軸捻転症。捻は、ひねるの意

ノ
391 嚢（ノウ）　　：嚢胞（のうほう）。嚢は、ふくろの意。胆嚢
392 膿（ノウ）　　：歯槽膿漏（しそうのうろう）。膿皮症。膿は、うみの意
393 呑（ノン）　　：呑気症（どんきしょう）。呑は、のむの意

ハ
394 巴（ハ）　　　：林巴（リンパ）。巴は「ともえ」の意
395 爬（ハ）　　　：掻爬（そうは）。爬は手でひっかくの意
396 跛（ハ）　　　：跛行（はこう）。跛は、片足で立つ、一方にかたよるの意
397 播（ハ）　　　：水平伝播（でんぱ）＝水平感染。播種（はしゅ）。播は、ちらすの意

129

398 頗(ハ)　：偏頗(へんぱ)。頗はかたよるの意
399 胚(ハイ)　：中胚葉(ちゅうはいよう)。胚は、まるくふくれた腹の意
400 徘(ハイ)　：徘徊(はいかい)。徘は、さまようの意

➡ ここまでで、目標まで80%到達しました。下界を見下ろすと景色がパノラマのように広がっています。漢字の世界はもうすぐ征服です。

401 稗(ハイ)　：稗粒腫(はいりゅうしゅ)。稗は、ひえの意
402 憊(ハイ)　：熱疲憊(ねつひはい)。→熱中症。疲憊(ひはい)＝疲労
403 苺(バイ)　：苺舌(いちごぜつ)
404 黴(バイ)　：黴菌(ばいきん)。黴はカビの意
405 蠅(ハエ)　：砂蠅(すなばえ)。蠅はハエの意
406 剝(ハク)　：剝離(はくり)。剝奪(はくだつ)。剝ははぐの意。剥は通用字体
407 檗(ハク)　：檗木(ばくぼく)。みかん科の木。樹皮を黄檗(おうばく)という
408 瀑(バク)　：瀑状胃(ばくじょうい)。瀑は激しい雨、滝の水の意
409 曝(バク)　：医療被曝(ひばく)。曝は、さらすの意。(被爆と区別する)
410 撥(ハチ)　：撥指(ばちゆび)。撥(ばち)は三味線や琵琶の弦を鳴らす道具
411 帕(ハク)　：綿の白布。救急処置に使う三角巾
412 斑(ハン)　：紫斑病(しはんびょう)。斑はまだらの意
413 胖(ハン)　：肥胖(ひはん)細胞。→肥満細胞。胖は、大きく開いたの意
414 煩(ハン)　：煩渇(はんかつ)多飲症。煩は、わずらわしいの意
415 攀(ハン)　：登攀(とうはん)性起立。膝に手をつき体をよじ登るように立つ
416 瘢(ハン)　：瘢痕(はんこん)。瘢は、平らにへばりついた傷あとの意
417 汎(ハン)　：広汎(こうはん)。汎用症候群。汎は、あまねくの意
418 絆(バン)　：絆創膏(ばんそうこう)。絆は、馬の足にからめて縛るひも。きずな

ヒ

419 腓(ヒ)　：腓骨(ひこつ)神経。腓腹筋。腓は、こむら、ふくらはぎの意
420 髀(ヒ)　：髀骨(ひこつ)。髀は、膝上のもも、ももの外側の意
421 脾(ヒ)　：斑岩脾(はんがんひ)。脾は、脾臓の意
422 痺(ヒ)　：麻痺(まひ)。痺は、しびれるの意
423 匕(ヒ)　：鋭匕(えいひ)。匕形爪(ひけいそう)。匕は、さじ、スプーンの意
424 秕(ヒ)　：秕糠(ひこう)疹。秕は皮ばかりで実のない穀物の意。糠はぬか

- 425 痞（ヒ）　　：痞塞（ひそく）。痞はつかえ、ふさがるの意
- 426 菲（ヒ）　　：菲薄（ひはく）。菲はうすい、かぶら、粗末なものの意
- 427 眉（ビ）　　：眉（まゆ）。眉間（みけん）。焦眉（しょうび）
- 428 糜（ビ）　　：糜爛（びらん）。糜はただれるの意
- 429 瀰（ビ）　　：瀰漫性（びまんせい）。広がりはびこるの意
- 430 瘭（ヒョウ）：瘭疽（ひょうそ）。指先からうんで腫れる病気
- 431 憑（ヒョウ）：憑依（ひょうい）妄想。憑は、亡霊がのりうつるの意
- 432 豹（ヒョウ）：豹紋（ひょうもん）状眼底。獣のヒョウ

フ

- 433 孵（フ）　　：孵化（ふか）。孵は、卵を抱いて暖めるの意
- 434 桴（フ）　　：鼓桴状指（こぶじょうし）。桴はばち、いかだの意
- 435 釜（フ）　　：かま、なべの意
- 436 楓（フウ）　：人名漢字。かえで。カエデシロップ病。楓糖尿症
- 437 輻（フク）　：輻輳（ふくそう）。制動輻射。輻は、車の外輪をささえる木（スポーク）
- 438 匐（フク）　：匐（ふく）行性角膜潰瘍。匐は、体をふせて、腹ばうの意
- 439 茯（フク・ブク）：桂皮茯苓丸（けいひぶくりょうがん）。茯はきのこの一種
- 440 吻（フン）　：吻合（ふんごう）。吻はくちびるの意
- 441 糞（フン）　：糞便（ふんべん）。「米が異なる」と書く
- 442 蚊（ブン）　：飛蚊症（ひぶんしょう）。常用漢字では「か」としか読まない

ヘ

- 443 病（ペイ）　：疾病（しっぺい）分類。疾病（しっぺい）律など（常用漢字だが載せた）
- 444 餅（ペイ）　：血餅（けっぺい）。餅はもちの意
- 445 蔽（ヘイ）　：遮蔽（しゃへい）。隠蔽。蔽は、隠す、おおうの意
- 446 襞（ヘキ）　：襞（へき）は、ひだの意
- 447 僻（ヘキ）　：僻地（へきち）。僻はいなかの意
- 448 扁（ヘン）　：扁桃腺。扁は、たいら、うすいの意
- 449 娩（ベン）　：分娩（ぶんべん）。娩は、おだやか、子を産むの意
- 450 胼（ベン・ヘン）：心筋胼胝（べんち）。胼は平らに厚くなった皮。たこの意
- 451 鞭（ベン）　：鞭虫（べんちゅう）。鞭打ち症（むちうちしょう）。鞭はむちの意

ホ

452 匍（ホ）　：匍行性花環状紅斑。匍は、はらばうの意
453 哺（ホ）　：哺乳（ほにゅう）。哺は、口にふくむの意
454 彷（ホウ）　：彷徨（ほうこう）。彷は、さまようの意。彷徨はさまよい歩くの意
455 疱（ホウ）　：疱疹（ほうしん）。天疱瘡。痘疱。疱はにきびの意。疒＋包ではない
456 蜂（ホウ）　：深在性蜂巣炎（ほうそうえん）。蜂は、はちの意
457 皰（ホウ）　：面皰（めんぽう）。にきび。瘡に同じ。（注；挫創と使い分ける）
458 琺（ホウ）　：琺瑯（ほうろう）。鉄の器に塗るうわぐすり
459 呆（ホウ）　：痴呆（ちほう）。呆はぼんやりするの意。痴呆は認知症に変えられた
460 硼（ホウ）　：硼酸（ほうさん）。ホウサンだんご（ごきぶり駆虫剤）
461 褓（ホウ）　：褓は幼児を包む衣服、襁は幼児を背負う帯の意
462 膀（ボウ）　：膀胱（ぼうこう）。膀は、ぱんぱんに張った袋
463 貌（ボウ）　：顔貌（がんぼう）。皃は、かたちの意
464 芒（ボウ）　：星芒状（せいぼうじょう）血管腫。芒は草の細い毛、ススキの意
465 眸（ボウ）　：明眸皓歯（めいぼうこうし）。眸はひとみ、皓は白い。美人の譬え
466 勃（ボツ）　：勃興（ぼっこう）。勃起。勃はおこるの意

マ

467 俣（マタ）　：水俣（みなまた）病。地名。「股」と区別する
468 沫（マツ）　：飛沫感染（ひまつかんせん）。沫は、水や唾の細かいつぶの意
469 蔓（マン）　：蔓状（つるじょう）神経線維腫。蔓は、つるの意

メ

470 酩（メイ）　：酩酊（めいてい）。酩は、酒に酔って目がくらむの意
471 冥（メイ）　：冥土・冥途（めいど）。死者の霊魂が行くとされる世界

モ

472 蒙（モウ）　：蒙古（もうこ）。蒙は、暗いの意。啓蒙（教え導く）
473 朦（モウ）　：朦朧（もうろう）。朦は、月が雲やかすみに覆われるの意
474 沐（モク）　：沐浴（もくよく）。沐は、ゆあみの意

ヤ

475 扼(ヤク)　：神経絞扼(こうやく)症候群。扼死(やくし)。扼はおさえるの意

ユ

476 幽(ユウ)　：幽門(ゆうもん)。幽は、かすか、暗いの意
477 疣(ユウ)　：異形疣贅(ゆうぜい)性心内膜炎。疣はいぼの意。肬(いぼ)に同じ

ヨ

478 孕(ヨウ)　：妊孕(にんよう)性。孕は、はらむの意。妊娠の可能性
479 瘍(ヨウ)　：腫瘍(しゅよう)。瘍は皮膚がもちあがるできものの意
480 揺(ヨウ)　：揺性(ようせい)静脈炎。揺は、ユラユラとゆれるの意
481 妖(ヨウ)　：小妖精様顔貌(乳児高カルシウム血症)。妖は、なまめかしいの意
482 痒(ヨウ)　：止痒(しよう)塗布薬。痒は、かゆいの意
483 癰(ヨウ)　：癰は、黄色ブドウ球菌による多毛包性の急性細菌性疾患
484 恙(ヨウ)　：恙(ツツガ)虫病。恙虫は、寄生するダニの一種
485 薏(ヨク)　：薏苡仁(よくいにん)。利尿、緩下、鎮痛、消炎などの漢方薬
486 杙(ヨク)　：杙創(よくそう)。杙は、切断された枝の意

ラ

487 螺(ラ)　：螺旋(らせん)。螺は、たにし、さざえなどらせん状の殻をもつ貝
488 癩(ライ)　：1996年らい予防法が廃止。病名に使用しない。ハンセン病
489 蕾(ライ)　：味蕾(みらい)。蕾は、つぼみの意
490 藍(ラン)　：紫藍症(しらんしょう)＝チアノーゼ。藍藻＝シアノバクテリア
491 爛(ラン)　：糜爛(びらん)。爛は、ただれるの意

リ

492 罹(リ)　：罹患(りかん)率。罹病(りびょう)。罹は、うれい、かかるの意
493 梨(リ)　：梨状陥凹(りじょうかんおう)。下咽頭部の一部
494 慄(リツ)　：悪寒戦慄(おかんせんりつ)。慄はふるえるの意
495 瘤(リュウ)：静脈瘤(じょうみゃくりゅう)。瘤は、こぶの意
496 梁(リョウ)：脳梁(のうりょう)。梁は、はり、はしの意
497 菱(リョウ)：菱歌(りょうか)。菱脳。菱(ひし)は、水草の名

498 稜（リョウ）：鼻稜（びりょう）。稜はかど、すじめのついたかどの意
499 燐（リン）　：燐酸（りんさん）。燐は骨から発光して燃える火の意
500 鱗（リン）　：鱗屑（りんせつ）。鱗はうろこの意
501 淋（リン）　：淋菌（りんきん）。淋は、したたる、さびしいの意

ル

502 羸（ルイ）　：羸痩（るいそう）。羸は、やせた羊がぐったりしているの意
503 苓（レイ）　：猪苓湯（ちょれいとう）。苓は、きのこの一種

レ

504 瀝（レキ）　：瘰瀝（るいれき）。連なって首にできる腫れものの意
505 礫（レキ）　：砂礫（されき）。礫は小石の意
506 轢（レキ）　：轢死（れきし）。タイヤなどの車輪にひかれた損傷の総称
507 攣（レン）　：痙攣（けいれん）。攣は、ひきつけるの意
508 斂（レン）　：収斂薬（しゅうれんやく）。斂は、集める、おさめるの意
509 臠（レン）　：細かく切れ目が入ってもつれた肉。切り身

ロ

510 濾（ロ）　　：濾過（ろか）。濾胞細胞。濾は、こすの意
511 瑯（ロウ）　：琺瑯（ほうろう）。鉄の器に塗るうわぐすり
512 瘻（ロウ）　：胃瘻（いろう）造設術。瘻は、連なって治らない腫れ物
513 狼（ロウ）　：紅斑性狼瘡（ろうそう）。狼に食いちぎられたような病変
514 聾（ロウ）　：聾啞（ろうあ）。聾は、耳が聞こえないの意。つんぼは差別語
515 蠟（ロウ）　：蠟屈（ろうくつ）症。みつばちが集めたろうの意。蝋は通用字体
516 朧（ロウ）　：朦朧（もうろう）。朧は、ぼんやりの意
517 癆（ロウ）　：癆咳（ろうがい）。頭蓋癆。癆は体力を使い果たして衰弱するの意
518 肋（ロク）　：肋骨（ろっこつ）。肋は、あばら骨の意

ワ

519 矮（ワイ）　：先端矮小症（わいしょうしょう）。矮は、丈の短いものの意
520 歪（ワイ）　：歪顔（わいがん）。→しかめ面。歪は、ゆがむの意
521 穢（ワイ）　：穢言（わいげん）。→汚言。

522 鷲(ワシ)　：鷲爪趾(わしつめあしゆび)
523 彎(ワン)　：鼻中隔彎曲(わんきょく)症。彎は、まがるの意。「弯」は異体字

➡ ついに征服です。頂上からは四方八方の全体がよく見渡せます。

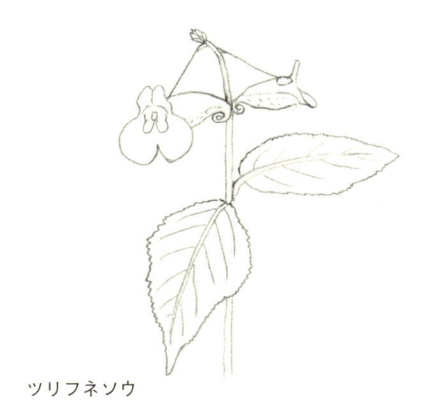

ツリフネソウ

HANG AROUND ON THE WAY

安全に下山

　山登りは安全に下山して成功したと言える。下りは楽で、足も軽い。しかし滑る、躓(つまず)くなど危険も多い。崖から転落の危険もある。523字を征服したからといって、鼻を高くしない。
　副木(ふくぼく)、副子(ふくし)、内果(ないか)、点耳(てんじ)、盗汗(とうかん)、黒子(はくろ)など、一見して意味のわかりにくい用語が多くある。よく調べて理解する。これが安全な下山である。
　このテキストでの学習は漢字の山登りの面白さがわかり始めたところである。

☞ p.110

引用・参考文献一覧

1. 『労作学校の概念』ケルシェンシュタイナー　玉川大学出版部　1978
2. 『記憶について』エビングハウス　誠信書房　1978　京大図書館所蔵
3. 『漢語林』大修館書店　1992
4. 『広辞苑』岩波書店　2004
5. 『難経の研究』25　大阪市立中央図書館所蔵
6. 『和漢音釋書言考節用集』1392　大阪市立中央図書館所蔵
7. 『漢方医語辞典』1968　国立国際日本文化センター所蔵
8. 『難字・異体字典』図書刊行会　1987　京都市中央図書館所蔵
9. 『母のための教育学』小原國芳　玉川大学出版部　1981
10. 『聖書』日本聖書協会　1969
11. 『論語』たちばな出版　2000
12. 『はるかニライカナイ』灰谷健次郎　理論社ライブラリー　1997
13. 『セルフヘルプグループの理論と実践』アラン ガートナー　川島書店
14. 『競争しなくても世界一』—フィンランドの教育—　アドバンテージサーバー　2006
15. 『教育改革を評価する』岩波ブックレット　No.685　2006
16. 『看護学生のためのレポート・論文の書き方』金芳堂　2007
17. 『看護学生のための教育学』金芳堂　2005
18. 『看護学生のための倫理学』金芳堂　2006
19. 『看護学生の文章力を育てる』金芳堂　2005
20. 『看護師に役立つレポート・論文の書き方』金芳堂　2006
21. 『教育史特殊研究』竹内　明　佛教大学通信教育部　2008
22. 『脳内麻薬と頭の健康』大木幸介　講談社　1988

あ と が き

　学習した記憶の再生量が、ある時間の経過後に増大する現象をレミニセンス（reminiscence：re（再び）minisci（気づく）ence（こと））という。授業で学習した直後に復習した子どものグループよりも、一定時間経過し翌日に復習した子どものグループの方が多く記憶していたという実験がある。
　最近の脳研究によれば、脳は睡眠中も働いている。脳の海馬に保存された短期記憶は、夜の睡眠中に、前頭葉や側頭葉など脳全体に長期記憶として保存し直されていると考えられている。そうだとすれば、予習復習で能く学び、6時間以上の睡眠を能く取る、栄養を補給する。そして、適度に運動をして体の健康を維持することが、記憶力の良い脳を作るのだと言える。その成果として学力が向上するのだろう。
　もしも、深夜にメールやゲームなどで過ごしたならば、脳の海馬に保存されていた短期記憶は長期記憶に保存されずに消えてしまうだろう。睡眠不足のままに登校して授業時間に睡眠を取っている学生がいる。これでは、授業での学習による新しい短期記憶が保存されず、長期記憶にも残らない。これでは学力が低下するばかりである。
　9章にあるように、小学生でも「三分節法」という文章技術は習得できるのだから、これを使ってレポートを書こう。筆者は、三分節法を知ってから学生への文章指導ができるようになった。毎年300人以上の学生にこの文章技術を指導している。
　筆者は通信教育で2つの大学を卒業した。玉川大学が6年、佛教大学が5年かかった。それは41歳の時だった。また、62歳の時に大学院も通信教育で修了した。修士論文のテーマは「看護学生と看護師が文章苦手意識克服を克服し、文章力を向上させるための指導方法の研究——受講者参加型の講義を実践して——」である。この目的を達成する指導方法は、看護学校の授業時

間に「学生がレポートを書く練習をする」ということだった。

　多くの技術は、理論と練習から得られる。まず「書き方」を習う。そして、「書いて練習する」を何回も繰り返す。すると、文章を書く技術が習得できて、習熟していく。この授業は4回目までは、学生にとって苦しいようである。ある学生は「この講義のある日は学校を休もう。憂鬱だ」と思うくらいに苦しかったとレポートに書いていた。しかし、5回目を過ぎると、シャーペンがスラスラと進み始める。30分から40分くらいで原稿用紙1枚を書き上げることができるようになっていく。こうして文章を書くことに慣れていく。

　これまでのような「させられ学習」とは、おさらばしよう。1年間の学習計画を作って、予習と復習を始めよう。学問に近道はない。「千里の道も一歩から」である。千里と言えば4,000キロである。北海道の最北端から九州の南端までの3,000キロを自分の足で一歩ずつ歩いた人がいる。そのように、一個ずつ漢字の意味を調べて知識を増やす。グループワークも事前学習（予習）をして自分の意見をレポートにまとめる。今から直ぐに「する学習」を始めよう。これを続けていけば、目的地に着くことができるに違いない。

2014年

著　者

索　引

あ行

諦め	95
遊び心	86
あなたメッセージ	87
意識調査	73
異体字	36
イメージトレーニング	26
意欲	70
医療ミス	103
演繹分析	55
遠未来目標	3
黄金律	84
大きい目標	4, 6
教える体験	48

か行

懐疑論	95
学習の最大の方法	48
学習の敵	9
書くための法則	70
学力が高い	55
学力が低い	55
学力向上	2, 8, 42, 44, 57
学力低下	18, 90, 92, 99
課題意識	63
借りパク	102
感化	7, 83, 111, 112
看護観	103, 104
看護記録	23, 87
漢字学習進度表	13
漢字ノート	13, 38
感情	70
間接体験	83
記憶について	14
記憶量	15, 16
記憶を強化	24
聞くための法則	70
起・承・転・結	55, 70, 73
帰納分析	55
疑問思考	61
疑問力	57
教育漢字	29
教育効果	22
競争原理	97, 109
虚無	95
近未来目標	3
グループ化	75
グループワーク	21

原稿用紙	77, 80
現実と理想の緊張関係	3
語彙	38
コミュニケーション	18, 61, 100, 102
孤立	99

さ行

再学習	24
挫折	97
３Ｋ	2
三段論法	51
三分節法	66, 71, 72
自我の抑圧	101
字が下手	93
自己開示	101, 103
自己学習	2, 9, 12, 43
自己学習評価	113
自己管理	82, 85, 86
自己中心性	90
仕事と学校の両立	89
指示待ち人間	42
事前学習	20
実践科学	49
実践が難しい	64
知ったか振り	102, 103
使命	89
週間自己学習スケジュール	12
主語（〜は）	21

述語（〜である）	21
主語—述語で切って	50
守・破・離	77
常用漢字	29
自律型学習	43
新出漢字	13
人的環境	7
人名漢字	38
坐る	31
絶対評価	94
節約率	14
全人的学習法	65, 70
総合計画	88

た行

体験と理論	104
体内時計	10
代用字	35
対話	30, 58〜60
他者中心性	90
他律型学習	42
脱線の話	23
段落	75
知・情・意	83
小さい大人	96, 101
小さい目標	4, 5
チーム	44

索　引

知性	49, 70
調和的学習	41
直接体験	83
通信教育	21
通用字体	35
適応していく能力	105
適性	99, 105
添削個所	67
電子辞書	28, 39, 40, 59, 106, 115
逃避	99
陶冶	1, 7, 8
当用漢字	34
読書嫌い	69
読解	59
読解の秘訣	50
読解力	69

な行

長い一文	50
難字・異体字典	36, 37
人間関係が希薄	24, 58
年間自己学習スケジュール	11
ノート作り	20, 21

は行

バランス感覚	93, 97
反抗期	100
反対の合一	6
ヒューマンサービス	111
復習（再学習）	24
文章指導	76
文章苦手意識	73
分析力	49
忘却	17
本習（授業）	22

ま行

松尾芭蕉	76
学び合い	47, 109, 110, 112
満月	83
三つが調和	3
無気力症候群	96
燃え尽き症候群	96
目標設定	1, 3
問題	67, 74
問題意識	63
問題解決	41, 53, 74, 97

や行

弓矢	2
要素分析	52
抑圧	101
予習（事前学習）	20
余裕のある学習	24

ら行

落書き	75
理想と現実のギャップ	2
理不尽	60
冷笑	95
レフレイミング	87
連想ゲーム	75
労作教育	7

わ

わたしメッセージ	87

著者紹介　髙谷　修（たかや　おさむ）

1948年	北海道瀬棚郡北桧山町生まれ
1998年	京都保健衛生専門学校　2007年退職
1999年	京都府看護専修学校論理学教育学講師
2001年	奈良県立奈良病院附属看護専門学校論理学講師
2005年	国立病院機構京都医療センター附属京都看護助産学校論理学講師
2010年	佛教大学大学院教育学部通信教育課程修了
主な著書	『看護学生のためのレポート・論文の書き方』　金芳堂　2001
	『看護学生のための教育学』　金芳堂　2002
	『看護学生のための倫理学』　金芳堂　2003
	『教える技術がよくわかる 髙谷流 看護教育方法』　金芳堂　2012

看護学生のための自己学習ガイドブック

2008年9月1日　第1版第1刷
2012年3月5日　第1版第2刷
2014年3月10日　第2版第1刷 ©
2017年1月20日　第2版第2刷

著　著　髙谷　修
発行者　宇山閑文
発行所　株式会社金芳堂
　　　　〒606-8425 京都市左京区鹿ヶ谷西寺ノ前町34番地
　　　　振替　01030-1-15605
　　　　電話　075-751-1111（代表）
　　　　http://www.kinpodo-pub.co.jp/
組　版　株式会社データボックス
印　刷　株式会社サンエムカラー
製　本　藤原製本株式会社

落丁・乱丁本は直接小社へお送りください．お取り替え致します．
Printed in Japan
ISBN978-4-7653-1597-5

・JCOPY ＜(社)出版者著作権管理機構 委託出版物＞
本書の無断複写は著作権法上での例外を除き禁じられています．複写される場合は，その都度事前に，(社)出版者著作権管理機構（電話 03-3513-6969，FAX 03-3513-6979，e-mail:info@jcopy.or.jp）の許諾を得てください．

●本書のコピー，スキャン，デジタル化等の無断複製は著作権法上での例外を除き禁じられています．本書を代行業者等の第三者に依頼してスキャンやデジタル化することは，たとえ個人や家庭内の利用でも著作権法違反です．